I0426600

AROMATERAPIA
© Adolfo Pérez Agustí

Edita: Ediciones Masters
MADRID (Spain)
 edicionesmasters@gmail.com
http://www.edicionesmasters.com

AROMATERAPIA

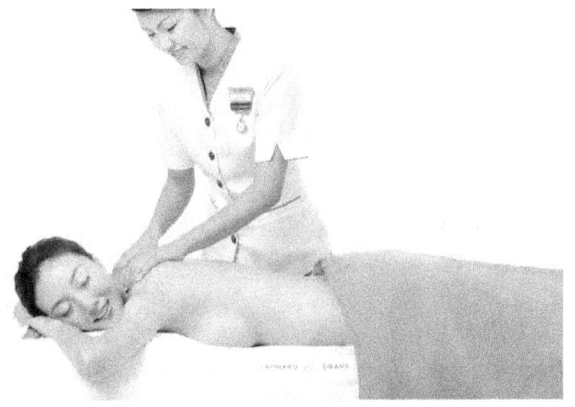

La aromaterapia es, desde hace 3.000 años, un tratamiento terapéutico eficaz desde que los aromas formaban parte de la vida diaria egipcia. Es una terapia holística que involucra el uso de aceites esenciales en los tratamientos para lograr un grado alto de equilibrio en la salud física, mental y espiritual. No solamente tiene efectividad corrigiendo deficiencias, sino también en la prevención de enfermedades y la conservación de la salud.
Los aceites esenciales son la fuerza vital de las plantas y sus poderes de curación para rejuvenecer y regenerar el cuerpo humano, relajar la tensión y reforzar el bienestar, son importantes. La investigación ha revelado que esos aceites esenciales penetran en la piel a través de los líquidos

extracelulares y alcanzan la sangre y la linfa, desde donde llegan a los órganos internos.

Ciertos aceites alivian y calman la tensión o los desórdenes nerviosos, mientras que otros estimulan la mente y el cuerpo. Unos pocos aceites ayudan a la circulación, otros son capaces de rejuvenecer la piel y otros se usan para mejorar las funciones corporales como la digestión y la menstruación. En general, la condición fisiológica y psicológica de la persona mejora y le hace menos vulnerable a la enfermedad.

La definición de la teoría y filosofía de la aromaterapia abarca desde la historia, el desarrollo del uso de las plantas y sus aceites esenciales, así como la clasificación de los elementos activos, entre ellos terpenos, alcoholes, fenoles, aldehídos, ketones, ésteres y óxidos.

También se han organizado los aceites esenciales incluyendo los nombres botánicos y familiares, nombre común, orígenes geográficos, el método de extracción, el soporte, las propiedades terapéuticas fisiológicas y psicológicas, y las contraindicaciones específicas de cada aceite. Se han clasificado igualmente los efectos secundarios, la posología y la planificación del tratamiento.

Aunque la ciencia reconoce que el ser humano tiene cinco sentidos corporales y aún discute si disponemos de un sexto, lo cierto es que apenas da importancia al increíble sentido del olfato. Considera que, al contrario que algunos animales, el hombre apenas usa ya sus cualidades olfativas para adaptarse y sobrevivir, y por ese motivo la investigación sobre los aromas es puramente una ciencia artesanal y empírica, sin que esté avalada por la medicina oficial.

Pero si damos un corto recorrido por la historia del hombre veremos que este desprecio ha coincidido con el nacimiento de la medicina química, justo en el mismo momento en que los médicos dejaron de utilizar las plantas medicinales para curar. Por tanto, y como veremos a continuación, la aromaterapia no es una ciencia curativa moderna, sino que tiene detrás de sí cinco mil años de práctica; suficientes para validar su eficacia.

Introducción

Parece ser que nuestros antepasados hombres de las cavernas concebían los olores de manera mucho más diferente a como los entendemos hoy, ya que utilizaban su olfato para empresas tan interesantes como aparearse, marcar su territorio y buscar presas para comer, algo muy similar a como sabemos siguen haciendo los animales, pero con una diferencia esencial: su olfato era lo que ahora llamamos el sexto sentido. Por ello, tener buen olfato ha sido considerado siempre vital para una gran cantidad de facetas, y eso se demuestra cuando algo "nos huele mal" o "nos da en la nariz que...", frases que conservan hoy día toda su vigencia y que expresan simbólicamente nuestra capacidad intuitiva. Es curioso que aptitud para conocer o adivinar una cosa que se juzga oculta, que puede encubrir daño o fraude, se delegue más en nuestro olfato que en nuestro intelecto, pues ello nos demuestra que aún conservamos esa facultad que tanto empleaban nuestros ancestros.

La cultura de los olores es algo que se ha transmitido generación tras generación y por ello ha quedado grabada en nuestras mentes, en nuestros genes, y una prueba de ello es la facilidad que tenemos para recordar épocas pasadas, incluso de nuestra niñez, solamente percibiendo un aroma determinado. Un simple olor nos puede traer a la mente hechos que nos parecían olvidados y hacernos pasar por nuestro cerebro todos los detalles, por pequeños que sean. Incluso este increíble sentido va más lejos: con los ojos cerrados, el oído inútil y sin utilizar ni siquiera el sentido del tacto, podemos reconocer sin lugar a dudas una comida que nos preparaba nuestra madre cuando teníamos cinco años, aquella colonia que nos regalaron con el primer beso o el olor desagradable de una fábrica donde unos gamberros nos pegaron una paliza que creíamos olvidada.

Y es que el olfato es tan extraordinario que ningún psicólogo puede influir en él, al contrario de lo que ocurre con el resto de los sentidos, los cuales pueden ser canalizados de nuevo, reformados y hasta anulados, si así lo pretendemos. Al estar dirigidos al interior de nuestro cerebro, al sistema límbico, los olores no pueden ser manipulados por el hombre, y escapados a nuestro control nos pueden jugar malas pasadas, salvo que los utilicemos con sabiduría, algo que pretendemos lograr con este libro.

Nuestra corteza olfativa, ese recóndito lugar, es la sede de multitud de emociones, de paladear sabores que aún no han llegado a la boca, de embriagarnos con el olor del cuerpo de la persona deseada en el momento de hacer el amor, de odiar un determinado lugar solamente porque su olor desequilibra alguna parte de nuestro cuerpo, o de transportarnos a mundos donde sólo el espíritu es capaz de llegar.

EL OLOR, ESE INCONTROLABLE SENTIDO

Por mucho que lo intentemos evitar, un determinado olor nos puede dejar bloqueados, paralizados, e incapaces de reaccionar con cordura. Traten de recordar si no lo difícil que es entrar en un lugar que huela fuertemente a excrementos y verán lo difícil que resulta mantenerse más de un minuto en un sitio así, lo mismo que cuando olemos un pescado podrido. Nuestro instinto nos obliga fuertemente a correr, aunque el sentido común nos indique que no lo hagamos, que no hay peligro. Pero, ¿verdaderamente no hay peligro? Pues sí lo hay, y mucho.

No es una casualidad, ninguna reacción instintiva en nuestro organismo lo es, que todos los seres vivos, incluido el hombre, traten de echar a correr cuando perciben un olor desagradable. De insistir y permanecer en ese lugar, la mayoría de las personas se sentirán mal y hasta se desmayarán. De nada valen las bravuconadas ni los razonamientos para permanecer allí, ya que nuestro organismo nos avisa que si insistimos nuestra salud está en peligro.

Y es que lo mismo que un buen olor a comida nos puede hacer desear irresistiblemente comer ese determinado plato o un perfume desear besar apasionadamente a una persona, de la misma manera un mal olor o, como veremos a continuación, un buen olor que no encaje con nuestro gusto, nos puede hacer rechazar algo que nuestra educación o sensatez nos obliga a admitir.

Pudiera ser que los olores activasen o bloqueasen determinados órganos y ésta fuera la causa de estos efectos muchas veces negativos y así quedaría explicado el motivo por el cuál el ser humano ha tratado y trata de oler siempre a su gusto, aunque sobre olores buenos no hay nada seguro.

PERFUMES Y RECUERDOS

Sabemos que en el interior de nuestro cerebro se almacenan recuerdos de nuestra infancia y aunque no siempre logramos que afloren al presente de modo voluntario, están ahí esperando que algo, quizá un olor, nos haga revivir de inmediato un hecho o lugar que ni siquiera nuestros padres recordaban. Todas nuestras vivencias permanecen indelebles en nuestra memoria y lo verdaderamente curioso es que son precisamente los olores los que pueden hacerlas aflorar de nuevo de manera inmediata. Es más, esos recuerdos que nunca conseguiremos sacar de nuestra mente, ni siquiera con la hipnosis, nos pueden condicionar toda nuestra vida de adultos sin que seamos capaces de evitarlo, aunque un simple olor casual puede hacernos comprender en pocos segundos lo que a un psicólogo le llevaría semanas de trabajo.

¿Y qué pasa cuando una persona pierde el olfato? Pues para eso tenemos a la Aromaterapia la cual, curiosamente, no emplea la vía olfativa como único modo para utilizar los olores. Puede parecer imposible admitir que podamos percibir los olores de otro modo diferente al natural, la nariz, ya que a fin de cuentas nuestra capacidad de oler la tenemos precisamente gracias a este órgano, pero no es así ya que la nariz es solamente una vía de entrada para que los olores lleguen hasta el cerebro, a los lóbulos centrales, de una manera rápida y eficaz, aunque no la única. Nuestro torrente sanguíneo, el sistema digestivo y hasta la piel, son otras vías tan importantes o más que las fosas nasales en esta misión de captar los olores.

Hagan esta sencilla prueba: frótense una gota de esencia en la planta de los pies, al mismo tiempo que se tapan la nariz para asegurarse que no entrarán por ahí los aromas. A los pocos segundos podrán oler y percibir en el interior de nuestro cuerpo todo el aroma de la esencia, siendo la señal inequívoca de que no solamente a través de la nariz podemos absorber aromas.

Ponga un aroma en su vida

Tal es la importancia de los olores, y aunque la clase médica oficial menosprecie ese sentido tan vital, que las grandes compañías de perfumes buscan afanosamente aromas que cambien a las personas y las hagan adictas a un olor en particular.

Invierten sumas cuantiosas de dinero en lograr perfumes que nos recuerden la juventud, la fortaleza o la belleza, lo mismo que intentan meter en un frasco de colonia el olor a bosque, madera, limones del Caribe, primavera o noches de Luna llena. Lo curioso del caso es que no toda esta propaganda es ficticia, comercial, sino que obedece a una labor sabiamente planificada, ya que los químicos intentan verdaderamente que un perfume huela a algo determinado, algo que nos haga soñar en un mundo idílico.

No es una casualidad que ciertas colonias, como el Chanel nº 5, sigan siendo las preferidas de varias generaciones y que su aroma embriague por igual a todas las condiciones sociales y culturales. Esas fórmulas que permanecen fuertemente ocultas, son el resultado de la búsqueda de un olor que modifique nuestro comportamiento gracias a su penetración rápida en nuestro cerebro.

Olor a sangre

También y de la misma manera, los olores ambientales influyen en nuestro carácter, aunque la mayoría de las veces sin que seamos conscientes de ello. Se dice que la atracción que el hombre siente por las corridas de toros, por la matanza del cerdo, por la caza y por las peleas de gallos, son causadas preferentemente por el olor que se siente allí, el olor a sufrimiento y muerte de un ser vivo. Puede que nos escandalicemos de ello y seguramente los aficionados a ver o matar animales se ofendan por esto que digo, pero el olor que despiden los cuerpos sangrantes es motivo de placer para mucha gente. Recuerden si no la cantidad de criminales que han existido y existen, los cuales se han cebado y disfrutado con el sufrimiento de sus víctimas mientras las torturaban, sin olvidar la figura del cómplice el cual, sin participar directamente, también gozaba de la tortura.

La historia nos recuerda que los grandes criminales, formando ejército o en solitario, son siempre grandes consumidores de carne, la cual ingieren en cantidad unas horas antes de realizar su acción criminal. Ese olor a sangre les excita y embriagados por ello buscan afanosamente una nueva víctima que les aplaque su adición.

Ese olor a muerte es percibido de manera mucho más intensa por los animales y por eso es síntoma inequívoco de desastre el que las ratas abandonen un buque o que los pájaros huyan de una ciudad en guerra. De esta manera podremos comprender el porqué un perro, por fuerte que sea, pone el rabo entre las piernas cuando le llevan a un veterinario, aunque sea la primera vez que entra en un lugar así. Su olfato le hace percibir allí la sangre, el dolor y hasta la muerte, y de nada valen los razonamientos o las buenas maneras de sus dueños para que entre.

El olor nuestro de cada día

Y siguiendo con estos efectos, observamos que un olor puede parecernos refrescante, picante, agresivo, cálido, ardiente y hasta delicado, causándonos en nuestro interior sensaciones iguales a las mencionadas, de la misma manera que puede hacernos estornudar, vomitar, darnos escalofríos o desequilibrar nuestro carácter. Cualquier sensación de índole psíquica o física puede ser sentida con el olor adecuado y hasta podemos sentirnos presionados subliminalmente a comprar algo que no deseamos o a comer y beber un producto que por si mismo no nos apetece. Tal es así, que las autoridades sanitarias han puesto coto a que los artículos de limpieza domésticos tengan olores agradables, ya que eso provocaba en los niños deseos de ingerirlo y con ello dramáticas intoxicaciones, cuando no la muerte.

Otro asunto es que se utilicen los olores para productos que es obvio que no se van a comer, como es el caso de los muebles, los coches, la ropa o los jabones de tocador, llegando al caso curioso de fabricar lencería femenina con dulces aromas y hasta braguitas de papel comestible con olor a fresas. Todo vale en el mundo de los aromas si con ello no hacemos daño a nadie y contribuimos a meternos en un mundo de ensueño y nuevas emociones.

La costumbre de ponernos unas gotas de perfume en el antebrazo antes de comprarlo se debe a que en contacto con la piel las esencias se modifican y es posible que una colonia de suave fragancia se convierta al contacto con nuestro sudor en algo poco agradable. Esto se debe a que cada persona destila por sus poros líquidos y sustancias totalmente diferentes al resto y que están condicionadas por la alimentación, las enfermedades, la profesión y el carácter. Son totalmente individuales y, por tanto, requieren ser mezcladas con un perfume que encaje perfectamente con ellas. Además, y esto es algo vital, en la prueba del aroma debemos esperar unos segundos a que éste penetre a través de la piel y llegue al cerebro, ya que aunque nuestras secreciones externas lo toleren, es posible que nuestro cuerpo reaccione mal.

Reacciones increíbles

Tan importante y serio es el mundo de los olores, que es muy posible que las terribles maldiciones faraónicas, mediante las cuales los profanadores de las tumbas enloquecían y se suicidaban o se convertían en asesinos despiadados, tengan su origen en el uso inteligente de ciertas esencias. Sabemos la habilidad de los médicos egipcios para momificar a sus muertos, como también sabemos su increíble imaginación para tratar de impedir que nadie pudiera entrar en una tumba y salir vivo.

Los científicos nunca han dado crédito a estas leyendas y siempre las han considerado como alteraciones producidas por la histeria o por el deseo de encontrar en esos mausoleos funerarios cosas que se escapan de la rutina. Pero hoy en día, alejados también de la incredulidad obsesiva de los científicos, referente a todo aquello que ellos no conocen, podemos sacar conclusiones mucho más lógicas a "las maldiciones faraónicas".

Sabemos que el aceite de embalsamiento era una mezcla de esencias de anís, tomillo, orégano y própolis, mezclado con alquitrán y exudados del propio cuerpo del difunto, quizá sangre y linfa. Pero junto a estos compuestos, hoy día perfectamente conocidos, siempre se han encontrado otros - alcaloides entre ellos- cuya misión en el embalsamamiento nunca estuvo clara y que se pensó que, o bien eran sustancias que habían reaccionado a través de los siglos, o simplemente eran ambientadores. No debemos olvidar que el motivo principal del embalsamamiento era asegurar una vida placentera en el otro mundo y por eso se creyó que podía ser normal hasta encontrar sustancias alucinógenas, las cuales deberían proporcionar un estado anímico muy especial en el momento de la reencarnación.

Los razonamientos eran tan lógicos que nadie pensó en el verdadero motivo que justificara la presencia de estos compuestos aromáticos. Solamente un segundo y más sereno razonamiento podía encontrar la explicación: dentro del sarcófago, e incluso en la cámara funeraria, se pusieron diversos aromas, sabiamente pensados y experimentados con anterioridad con los esclavos, que debían ser inhalados rápidamente por la persona, ladrón o arqueólogo, que abriese una tumba faraónica por primera vez.

Es más, la esencia debería no solamente matar o desequilibrar al profanador, sino que debía ser tan volátil que una vez cumplida su fatídica misión desapareciera del ambiente. Por tanto, cualquier intento posterior de aclarar la muerte del infeliz estaría condenado al fracaso, pues la causa ya no existía y así la leyenda podría continuar y servir para atemorizar a los nuevos insensatos. Lo cierto es que la primera parte del propósito se cumplió, pero los insensatos continuaron y aún continúan abriendo tumbas, aunque ahora son los taladros con punta de diamante y las sondas con cámara de vídeo los primeros que entran en las tumbas, y a esos parece que no les afectan los aromas mortales. Con toda su sabiduría, los médicos de la dinastía faraónica no pudieron prever tal avance científico.

LOS OLORES EN LAS RELACIONES SOCIALES

Aunque la influencia de los olores es algo ya perfectamente admitido, aún hay quienes consideran que la acción de los olores en el comportamiento humano es tan mínima que no merece ni siquiera tenerla en consideración, ni siquiera para aprovecharla en nuestro provecho. Fíjense sino en los hospitales y notarán que los olores que así se perciben son tenebrosos, inquietantes y hasta fríos, pero nunca agradables. La creencia médica de que cualquier olor que no sea el del ozono, el cloro u otro desinfectante, hay que eliminarlo y por supuesto prohibirlo, ha motivado el que nadie se atreva ni siquiera a sugerir ambientar adecuadamente los recintos hospitalarios. Por supuesto aún estamos lejos de conseguir que cada enfermo, cada enfermedad, tenga su aroma particular que le influya beneficiosamente en su mal, de la misma manera que pueden influir los colores de las paredes o la música. Pero si ni siquiera las plantas medicinales han encontrado un sitio de privilegio en los hospitales, tan experimentadas y eficaces, mucho menos lo encontrarán esos otros remedios más sutiles.

Lo único que la ciencia admite es que los olores desagradables hay que eliminarlos y en ese sentido se piensa que el agua no debe tener olor ni sabor, que el sudor hay que taparlo con desodorantes y que todo debe oler a limpio, sin concesión alguna a los aromas. Sobre este aspecto es curioso que mientras que para un ama de casa oler a limpio es oler, por ejemplo, a pino, para un médico la limpieza de un hospital consiste en oler a desinfectante, para una madre su bebé olerá a limpio cuando huela a Nenuco, y para la mayoría de la gente una persona olerá a limpio cuando -paradójicamente- no huela a nada.

Afortunadamente una nueva legión de terapeutas, de todos los países y de todos los tipos de medicinas, están tratando de analizar y con ello utilizar la aromaterapia, tanto para curar las enfermedades como para corregir problemas de carácter o, al menos, dar un soplo de felicidad a las gentes.

Los olores como afrodisiacos

Las pequeñas moléculas orgánicas volátiles corporales son de importancia extrema entre muchos animales, especialmente para la transmisión de información de su disponibilidad sexual hacia los miembros del sexo opuesto. Denominadas como feromonas, su nombre procede de una palabra griega que significa "transferir excitación", y por eso nadie duda ya que una noche de pasión puede constituir un delirio para el cuerpo si le añadimos unas gotas de esencia embriagadora.

Y es que hasta las malvadas brujas comprendieron lo irresistibles que podían ser los perfumes cuando elaboraron los misteriosos filtros de amor, la mayoría de ellos mezclando sándalo y ámbar con otros compuestos menos agradables.

También es cierto que cuando la pasión está en su cenit las secreciones de las glándulas genitales tienen un olor muy peculiar, el cual acrecienta enormemente el deseo de acoplamiento, llegando a hacerlo algo ya imparable. Por ese motivo los desodorantes femeninos, lejos de constituir un atractivo al eliminar el olor vaginal, pueden ser un freno para el estímulo ya que junto con el flujo se encuentran las feromonas, esos compuestos que parecen ser la clave para la atracción sexual. O sea, que a mayor cantidad de feromonas mayor facilidad para amar y ser amados. Afortunadamente estos elixires naturales no solamente lo segregan las glándulas genitales (con lo que nos veríamos obligados a ir desnudos para que alguien los pudiera oler), sino que se encuentran en abundancia en el sudor, las lágrimas y hasta en la cera de los oídos. No es extraño entonces que en verano las pasiones amorosas se desaten, ya que junto al hecho de ir ligeros de ropa -ya de por sí un atractivo para la seducción- tenemos el sudor, el cual posee las apreciadas feromonas.

Un estudio realizado en un colegio mixto, con jóvenes mayores de 14 años, consistió en hacerles oler prendas de ropa que habían llevado puestas sus compañeros de sexo contrario, aunque no sabían quién llevaba cuál. Una vez que escogieron aquellas prendas, seleccionándolas solamente por el olor (pues tenían los ojos vendados), se averiguó que correspondían a los chicos habitualmente más atractivos. Por supuesto, ninguno de ellos utilizó colonias de ningún tipo y todos se ducharon ampliamente antes de la prueba. El mismo experimento, ahora con prendas femeninas, dio resultados similares en los muchachos, eligiendo todos nuevamente una o dos prendas del grupo de veinte.

¿Y qué pasa si nuestro organismo no segrega la suficiente cantidad de feromonas? ¿Cómo podemos saber si somos unos privilegiados en ese aspecto o necesitamos una inyección adicional? Pues hasta ahora nos tenemos que conformar con deducirlo calculando nuestras conquistas mensuales; pocas conquistas, pocas feromonas. Pero no se preocupen aquellos (o aquellas, porque a veces ellas tampoco ligan) cuya capacidad de seducir está en baja o ni siquiera estuvo nunca en alza, ya que existen muchas soluciones para ser irresistibles, o al menos mejor aceptados.

Feromonas animales

Las mariposas hembras del género Bombyx sueltan una sustancia química llamada bombycol y tan potente es que 100 moléculas son suficientes para evocar una contestación sexual de un macho Bombyx. Esto podría compararse con el millón de moléculas de la toxina botulinual A (la sustancia más tóxica conocida) requerida para matar un ratón.

Algunas flores emplean igualmente feromonas para atraer a los insectos, como por ejemplo la orquídea insectífera Ophrys que suelta una mezcla de elementos químicos que atraen al hymenopteras masculino del género Argogorytes. Debido al olor, los machos creen que las flores de la orquídea son hembras de sus propias especies, e intentan copular. Naturalmente, todo es infructuoso, excepto por los granos de polen de la orquídea que se pegan a sus patas y así, la próxima vez que intentan copular con una flor de orquídea, los granos de polen se transfieren y siguen polinizando la flor.

Incluso los animales granes pueden hacer uso de feromonas. Dos investigadores del Oregon Graduate Institute de Ciencia en Portland, Oregón, EE.UU., usaron 4000 litros de orina de elefante buscando una sustancia soltada por los elefantes hembras sólo antes de la ovulación. Al parecer, esta sustancia permite a los elefantes machos saber qué tiempo es el correcto para el romance. Sorprendentemente, resulta que esta feromona del elefante, la cis-7-dodecenyl acetato, es la misma que es empleada por algunos insectos.

Feromonas humanas

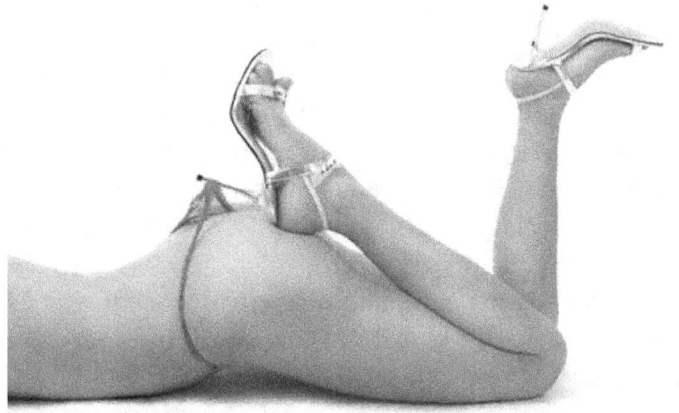

El cuerpo humano segrega varios compuestos con olores fuertes, así como otros que pueden ser transformados por bacterias en productos químicos con un olor peculiar. Los ácidos grasos volátiles se forman en las secreciones vaginales normales de muchos primates, incluso los humanos, y su fuerte olor (por ejemplo, el ácido butírico con olor de manteca rancia) se ha mostrado como un fuerte estimulante para los monos machos y aumenta su actividad sexual.

Muchas hormonas esteroides, y los elementos químicos relacionados, tienen un olor notable, incluso la llamada androsterona. En otro experimento, se rociaron algunos asientos en un teatro con una androsterona y las mujeres entre el público mostraron preferencia significativa por estos asientos rociados. En otro ensayo, unos hombres tenían que escoger a las mujeres más atractivas de una colección de fotografías. Resultó que cuando uno de ellos podía oler una androsterona al mismo tiempo que ver una fotografía, aumentaba la probabilidad de que la mujer de la fotografía fuera seleccionada.

También es sabido que los humanos tienen glándulas en la base de los folículos de pelo, sobre todo en los sobacos y en la región genital, que producen sustancias químicas no bien identificadas todavía, con un olor que podría afectar a los miembros del sexo opuesto. Estos elementos químicos se extienden encima de la superficie del pelo y por ello son eficazmente disipados.

Un fenómeno interesante en este contexto es el "síndrome del dormitorio de mujeres", pues se da la circunstancia en que aquellas mujeres que viven estrechamente juntas al cabo del tiempo empiezan a sincronizar sus ciclos menstruales. Esto se ha atribuido al efecto presente de feromonas en el sudor de las axilas.

Los grandes intereses comerciales en feromonas humanas hacen casi imposible obtener información fiable sobre este asunto, aunque ya están comercializándose dos compuestos aislados respectivamente de la hembra y el sudor masculino como perfumes con actividad real como feromonas sexuales. Su precio es, sin embargo, casi prohibitivo y los efectos no están comprobados.

Una costumbre americana antigua, citaba en "El Olor de Eros" a un hombre que guardaba un pañuelo en su sobaco mientras bailaba. Después del baile él lo presentaba a su compañera y, supuestamente, el efecto era que eso ejercía como afrodisíaco. ¿Quizá la llegada fácilmente disponible del jabón ha cambiado la percepción de feromonas humanas? ¿Es posible que hace siglos el olor a sudor fuera considerado un incentivo, en lugar de repulsivo?

Olores y perfumes

El hombre probablemente siempre usó varias preparaciones olorosas para aumentar su atractivo al sexo opuesto, quizá en un esfuerzo inconsciente por imitar las "feromonas humanas" o sólo para crear una atmósfera de asociaciones positivas. ¿Qué tiene un buen olor para favorecer el encuentro sexual? Se ha demostrado que uno de los olores de perfume más populares, el de almizcle, es parecido al olor de la testosterona, la hormona del sexo masculino.

Los romanos usaron perfumes, incluso perfumes basados en el algia y el ámbar, pródigamente. El primero se deriva de la secreción del algia-gato, y el último del esperma de la ballena, aunque el ámbar es más un portador de olores que un perfume propio y se ha usado para restaurar poderes vitales en aquellos que ya los tienen agotados por varias razones.

Otros olores

Incluso el olor de comida puede actuar como un afrodisíaco. Para la mayoría de la gente hacer el amor debe ir precedido de una buena comida, quizá para ganar fuerzas, pero Alan Hirsch, neurólogo de Chicago, tasó la respuesta masculina cambiando varios olores y midiendo el flujo de sangre del miembro masculino, encontrando que ciertos olores de comida funcionan mejor que otros. La comida que más alto llegó en la lista de la evaluación fueron los bollos de canela, asado de carne y pizza de queso, pero también, y sorprendentemente, fueron el chocolate, vainilla, fresa y menta. ¡En algunos casos el término medio en el aumento del flujo de sangre del miembro masculino fue del 40%! Posiblemente el efecto se deba a la esencia aromática empleada, pues sabemos que tanto la canela, como la vainilla y la menta son afrodisíacos, pero no hay datos sobre el olor de la carne.

LOS AROMAS, ¿UNA NUEVA FORMA DE CURAR O UN PELIGRO EN MANOS CRIMINALES?

No obstante y junto a las enormes posibilidades curativas que tienen los aromas, aparecen otros problemas que deben ser muy tenidos en consideración, si es que aún no nos hemos dado cuenta de ello. La capacidad de influir sobre el estado anímico de las personas a través de los aromas es tan real que se hace necesaria una investigación seria por parte de personas expertas, con el fin de averiguar hasta qué punto la manipulación es ya un hecho desde hace muchos años. Y es que, ¿quién puede pensar que algo tan sutil como un perfume pueda ser tan mortífero como una droga?

Cuando se comercializó hace bastantes años la primera bebida a partir de zumo de coca nadie sospechó que detrás de ese refresco estaba una de las plantas más activas del mundo. Sin embargo, y durante mucho tiempo, sus efectos fueron considerados beneficiosos para las autoridades sanitarias hasta que la dependencia de los consumidores a la coca comenzó a hacer estragos.
Fueron precisamente los médicos egipcios, a quienes ya hemos nombrado anteriormente por su habilidad para matar a los profanadores de tumbas, quienes utilizaron los aromas para mantener tranquilas a las poblaciones descontentas. Sus caminos solían estar perfumados con esencias colocadas estratégicamente y al atardecer se quemaban en todo el recorrido hojas que contenían esos perfumes, cuyos vapores sedantes impregnaban todas las ciudades y así conseguían que

sus habitantes sintieran más deseos de dormir que de pelear. Los romanos copiaron este eficaz sistema, y fueron pródigos en utilizar esencias que eran quemadas en grandes hogueras para realizar homenajes, rituales religiosos y para sus baños.

El perfecto dominio que las personas llegaron a tener sobre plantas aromáticas, en especial la cicuta, la adormidera, el beleño negro y el estramonio, motivó que junto a la aplicación de la aromaterapia como ciencia curativa surgiera el de su uso como arma de guerra o letal. No hay que olvidar que antes de las grandes batallas era normal el que se prendieran pilas de ramas, cuyos vapores podrían tener la propiedad de estimular a los guerreros propios o de aturdir a los enemigos. Solamente aprovechando las corrientes de aire se podían lograr efectos mucho más devastadores que con las armas.

Tomemos como ejemplos, y como advertencia para no quemar nunca una planta venenosa, los siguientes efectos perjudiciales de estas conocidas plantas:

Cólchico:
Respiración dificultosa, convulsiones, coma por asfixia
Digital:
Vómitos, palpitaciones fuertes, vértigos, muerte súbita.
Jacinto:
Dolores abdominales, diarreas, orina en sangre.
Hortensia:
Dolores gástricos, náuseas, diarreas.
Adelfa:

Vómitos, somnolencia, dificultad respiratoria, coma y muerte en 24 horas.

Amapola:
Debilitamiento general

Laurel cerezo:
Colapso respiratorio y muerte.

Belladona:
Excitación nerviosa, latidos acelerados, abatimiento, coma y muerte por asfixia.

Celidonia:
Gastroenteritis con diarrea mortal.

Cicuta:
Temblores, parálisis, convulsiones, coma y colapso cardio-respiratorio.

Estramonio:
Sed insaciable, vómitos, delirio, convulsiones.

Beleño negro:
Doble visión, latido rápido, convulsiones, coma y muerte.

Mandrágora:
Abatimiento, coma y muerte.

Tejo:
Dolores abdominales, diarrea, delirio, parálisis cardiocirculatoria.

Con estos ejemplos quisiera advertir a los propietarios de terrenos para que no quemen los rastrojos que contengan alguna de estas plantas, ya que el aire contendría también las partes venenosas de las plantas y de aspirarse en suficiente cantidad puede causar serios problemas. Por supuesto, si el lugar es abierto, las posibilidades de aspirar una dosis mortal es mínima, pero puede ocurrir que la persona enferme por esta pequeña dosis y nadie sepa establecer la causa, mucho menos si la enfermedad aparece unos días después de la quema.

Afortunadamente y junto a estos peligros del mal uso de ciertas plantas venenosas, existen una gran multitud de personas relacionadas con la medicina que prefieren aplicar los aromas para curar enfermedades del cuerpo y la mente.

LAS GRANDES VENTAJAS DE LA AROMATERAPIA

Hay una ventaja que tiene esta forma de curar que la hace insustituible: el que se pueda absorber por la nariz, incluso sin que el enfermo esté consciente. Los medicamentos administrados por vía oral, por ejemplo, deben pasar primero por el aparato digestivo, donde ya sufren las primeras transformaciones, después por el hígado para ser neutralizados en su mayor parte, y posteriormente llegar a través del torrente sanguíneo al órgano enfermo. Los aromas, por el contrario, entran sin modificar en nuestro organismo por el único sistema que no los puede alterar, como es la respiración, llegando sin modificar hasta el resto del cuerpo, desde donde actuarán preferentemente sobre el sistema defensivo, modificando, además, nuestro estado anímico el cual se comporta de manera favorable en la curación. Piensen en la actitud tan positiva de un enfermo a quien le hacemos respirar un aire cargado de exquisitas esencias, lo que razonablemente le hará colaborar muy activamente con su terapeuta, ya que no le supone ningún esfuerzo ni dolor una terapia tan agradable.

No obstante, y teniendo en cuenta que cada persona reacciona de manera diferente a un mismo aroma, deberíamos controlar los ramos de flores que, con la mejor de las intenciones, se regalan a los enfermos. Si admitimos que un aroma puede ocasionar beneficios, del mismo modo pueden originar daños, aunque posiblemente nunca sean graves. Si bien existen plantas con un aroma que difícilmente pueda causar otro efecto que el ser saludable para todos, no se puede generalizar, especialmente cuando vemos la costumbre que se empieza a extender de regalar flores exóticas, tropicales, de las que apenas tenemos conocimientos sobre sus aromas. Este hecho es mucho más importante cuando se regalan flores a una recién parturienta, con el niño pequeño a su lado, ya que puede ser que nuestra buena intención se convierta en un daño. Por eso y ante la duda, solamente deberemos utilizar flores cordiales, con el polen previamente sacudido antes de entrar en el hospital, y que sepamos son del agrado de la mujer.

ORO, INCIENSO Y MIRRA

Tampoco es una casualidad que los Reyes Magos, aquel trío llegado de oriente que constituye ya una leyenda para la cristiandad, entregaran al niño Jesús precisamente una esencia (incienso), un bálsamo aromático (mirra), y un mineral precioso, como los tres tesoros más importantes para el hombre. Si su sabiduría era tan alta como su instinto (a fin de cuentas fueron capaces de descubrir al Niño-Dios siguiendo una minúscula estrella), debemos pensar que algo extraordinario tienen las esencias para que unos reyes se las entreguen al hijo de Dios. Con el oro querían sacarle de la pobreza tan extrema en la que vivía, con la mirra curarle la salud corporal, y con el incienso ayudarle a que comprendiera cuanto antes el alto destino que le aguardaba.

Sin ir más lejos -o quizá debiera decir "yendo más lejos"-, el Paraíso terrenal, aquel que perdimos por la seducción de una mujer, era un lugar lleno de aromas y flores con los cuales Adán alcanzaba la suprema felicidad. Cuando cayó en desgracia, y con él toda la Humanidad, los malos olores llegaron enseguida y con ellos la presencia del infierno, en donde mora un ser maligno de quien dicen despide un fuerte y repulsivo olor a azufre, o sea, a huevos podridos nada menos.

Pero no solamente el Evangelio nos habla de la importancia de los aromas y del "olor a santidad" de sus devotos más populares, sino que todas las religiones y ritos místicos están acompañados inexcusablemente por algún tipo de buen olor embriagador. Los persas, por ejemplo, mezclaban esencias con la argamasa que utilizaban para fabricar sus ladrillos y así las casas quedaban impregnadas de un olor que no desaparecía durante muchísimos años.

Con intenciones parecidas sabemos que las fumigaciones en las iglesias y el mismo botafumeiro, el cual todavía se utiliza en las catedrales del mundo entero, sirven para dar paz al espíritu de los fieles pecadores y lograr así que sus conversaciones con Dios sean más lúcidas. Por si fuera poco, cuando los sacerdotes acudían antaño a la cabecera de los enfermos para tratar de aplacar su dolor, lo hacían llevando consigo perfumes sabiamente elegidos. Por ejemplo, si era un enfermo epiléptico (no olvidemos que hasta hace poco la epilepsia era considerada una posesión demoníaca), llevaban esencia de Albahaca y Artemisa, las cuales hacían aspirar al enfermo. El resultado era que la crisis de aplacaba y el demonio salía del cuerpo del desgraciado mortal. Comparen estos resultados con los de la medicina imperante hoy día (barbitúricos, hospitales, inyecciones) y empezarán a creer en la aromaterapia.

Pues durante muchos siglos los médicos utilizaron los olores de manera muy sabia, hasta que la llegada de los desodorantes y el "olor a limpio" invadió nuestras vidas y quedaron relegados solamente a formar parte de colonias y ambientadores. Incluso la deformación y el desprecio hacia los olores llegó hasta tal punto, que olor a esencia era considerado por los hombres como síntoma de debilidad y afeminamiento. Un varón debía oler a hombre y no a mujer. De esta manera las mujeres siguieron utilizando las esencias aromáticas para perfumar sus vidas y así, de manera inconsciente, se aprovecharon de sus virtudes curativas, mientras los hombres declararon toda una guerra al buen olor.

Del mismo modo, todavía son pocos los médicos alópatas que consideran a los aromas como una estupenda forma de curar enfermedades y salvo el popular eucalipto no conocen otra planta digna de tener en cuenta.

La excepción está en los médicos rusos, los cuales además de popularizar el Eleuterococo como planta adaptógena por excelencia, utilizan ya las esencias para tratar de manera eficaz no solamente las enfermedades mentales sino la hipertensión, las cardiopatías y las infecciones broncopulmonares severas.

DEL CAMPO AL HOGAR

Aunque los aromas ya se encuentran comercializados desde hace mucho tiempo y los podemos encontrar en cualquier herbolario en pequeños frasquitos de cristal oscuro contando, además, con un cuentagotas dosificador, también podemos utilizar las plantas aromáticas en su estado primario, esto es, como hierbas. Por eso y con el fin de orientar sobre todas las posibilidades que tenemos a nuestro alrededor para utilizar ese preciado tesoro que la naturaleza nos pone a nuestro alcance, les mencionaré las formas más comunes para utilizarlos.

Plantas silvestres:

Esta sería la forma más perfecta ya que la planta ha crecido en el clima y lugar adecuado, alejada de las fuentes de contaminación e influencia del hombre, constituyendo así una forma sana y fácil de consumirla. De encontrar plantas así, lo que cada vez es ciertamente más difícil, lo mejor es consumirlas vivas, recién cortadas, sin ni siquiera someterlas al calor de una tisana. Debidamente masticadas o mezcladas con los alimentos, las plantas aromáticas recién recolectadas tienen así toda su pureza y poseen todas sus virtudes curativas.

No obstante y como coger flores silvestres implica unos conocimientos de botánica elementales (es fácil confundir una planta tóxica con otra que no lo es), lo mejor es asegurarnos consultando a las gentes del lugar o algún experto en botánica. Si lo conseguimos y estamos seguros que la planta que tenemos delante es la que buscamos, debemos también asegurarnos que no ha sido regada con pesticidas, que no crece cerca de aguas fecales, que no está al lado de una autopista, y que ni siquiera pasta ganado en los alrededores. También deberemos tener en cuenta otros detalles, por ejemplo: no cogerla con humedad, ni en las horas de sol fuerte, eligiendo solamente aquellas que empiezan a florecer ya que así su riqueza en aromas será máxima, y evitar cualquiera que presente colores o manchas que no sean las normales. Una vez cortadas con delicadeza (nunca arrancarlas de raíz con las manos), hay que separar cualquier elemento que no pertenezca a la planta y no lavarla, ya que de hacerlo eliminaremos la mayor parte de sus principios activos.

DEL CAMPO AL CONSUMIDOR

Si hemos elegido recoger plantas vivas y consumirlas en el momento debemos tener en cuenta que solamente debemos emplear las necesarias para el día, no debiendo recoger mucha cantidad para utilizarlas con posterioridad, ya que el deterioro de una planta comienza desde el mismo momento en que la arrancamos de la tierra. A fin de cuentas, es un ser vivo que está sujeto a las mismas leyes que cualquier otro.

Pero como lo más normal es que no vivamos de manera continuada en el campo y que el utilizar plantas frescas sea un lujo circunstancial, debemos emplear posteriormente otros medios para continuar consumiendo las plantas aromáticas.

El secado de las plantas:

Si deseamos nosotros mismos secar las plantas tendremos la seguridad en su conservación y de que aquellas que tomemos estarán en perfecto estado. Una ventaja de secar nosotros mismos las plantas es que así podemos tener provisión para todo el año, y la desventaja es que parte de sus principios volátiles se nos habrán ido al aire, por mucho cuidado que pongamos en evitarlo. Una planta aromática, aunque la sequemos con sumo cuidado, pierde en ese proceso el 30% de sus esencias y si añadimos las que siguen perdiendo con el paso de los días y las que se eliminan en el inevitable sometimiento al calor de una infusión, es fácil que apenas nos queden un 25% de esencias en el momento de su ingestión y eso si la tomamos inmediatamente, ya que en apenas 15 minutos de espera ya se ha perdido otro 10%.

Pero no nos desanimemos por estas cifras, ya que hay que tener en cuenta que las plantas aromáticas son mucho más activas que las otras y que pequeñas cantidades de esencia es suficiente para lograr efectos curativos de interés.

Para secarlas adecuadamente hay que ponerlas recién recolectadas en una capa de tela natural, la cual estará a su vez encima de una madera. Anteriormente las habremos cortado en trozos de 1 mm de largo, evitando mezclar plantas diversas entre sí, y poniéndolas cuanto antes en un lugar sombrío algo caliente. No hay que volverlas a tocar hasta que no estén totalmente secas, proceso que dura unos pocos días, ya que hay que recogerlas con al menos un 10% de humedad. Después se meten en envases cerrados de vidrio opaco y se guardan en una habitación sin luz.

Infusiones y tisanas:

Es la preparación más popular y la más fácil, aunque en el caso que nos ocupa, el de las plantas aromáticas, no es ciertamente la mejor. Los aceites esenciales que contienen son sumamente volátiles y por ello la preparación debería ser diferente. Hay que sumergir la hierba en el agua fría y dejarlas reposar durante 12 horas, bien tapadas. Después se calienta un poco, se filtra y ya está lista para ser tomada. Por tanto, el cocimiento se reserva para plantas o raíces que necesiten la acción enérgica del calor aunque, aún así, el proceso deberá realizarse a fuego lento.

La infusión consiste en poner las plantas secas en el agua previamente calentada y dejar hervir unos segundos, dejándolas reposar posteriormente 5 o 10 minutos antes de colarlas.

Dependiendo del tipo de planta que vayamos a utilizar y su utilidad terapéutica, la tendremos que tomar antes o después de las comidas, aunque en el caso de las aromáticas casi siempre es mejor después.

La diferencia entre tisana e infusión está solamente en la proporción de agua empleada, ya que para la infusión se emplea una cucharilla de hierba por taza de agua y para la tisana medio o hasta un litro de agua para la misma dosis de hierba. La tisana estaría indicada en tratamientos prolongados de 2 o más meses, así como en niños pequeños, y la infusión es adecuada para enfermedades agudas y tratamientos de pocos días.

Uso externo:

Como ya hemos comentado anteriormente, las plantas aromáticas tienen la interesante utilidad de que se pueden aplicar externamente, casi con la misma eficacia que tomadas. Las esencias y en menor proporción la planta entera, atraviesan con facilidad la piel y entran en el torrente sanguíneo en cuestión de segundos, además de ser aspiradas al mismo tiempo, lo que asegura una absorción completa.

Si no disponemos de los frasquitos de esencia podemos aplicar las hojas y flores directamente sobre la piel, preferiblemente calientes, tapándolas con una compresa o con un plástico si deseamos que se absorban todos los compuestos medicinales. Esta última opción requiere poco tiempo de aplicación, no superior a media hora, mientras que con la otra lo podemos dejar varias horas, siempre que el enfermo no sienta frío. Otra forma válida es meter las plantas secas en un saquito, sumergirlo en agua caliente y ponerlo en la zona que nos interese.

El baño aromático:

Las esencias, cuando las mezclamos con agua caliente, se absorben con gran rapidez y eficacia a través de los dilatados poros y entran con facilidad en la sangre, al mismo tiempo que se introducen por la nariz gracias al vapor.

Existen varias maneras de utilizar las esencias en el baño caliente y entre ellas destacamos:

a) Hacer una infusión muy concentrada y mezclarla con el agua.
b) Meter las hierbas secas en un saquito de tela y sumergirlo en el agua.
c) Poner 10 gotas de esencia directamente en el baño y remover.

Cremas:

Cualquiera puede fabricar sin dificultad una crema con aceites esenciales en su propia casa. Para ello basta con utilizar una crema base, como puede ser una de belleza, vaselina o aceite, y debidamente mezclado ya tenemos nuestro propio ungüento para dar fricciones o para extender en las heridas. También podemos hacer nuestro aceite balsámico y para ello debemos sumergir las flores u hojas de las plantas que elijamos en aceite de almendras y dejarlo en reposo durante 15 días. Después ya lo podemos filtrar y estará listo para su uso.

Extractos, esencias y tinturas:

 Son formas galénicas poco adecuadas para elaborar caseramente y es mejor utilizar las que ya se venden en el comercio.

Vinos:

Aunque no es el medio más adecuado para tomar plantas aromáticas, para muchos enfermos será la única manera que aceptarán e incluso hasta es posible que se pueda dar un vino medicinal a una persona que no sabe que la están tratando de curar. Este ejemplo sirve perfectamente para alcohólicos y personas dementes a los cuales podemos intentar curar mediante esta forma poco natural de tomar plantas medicinales.

Se escogen las plantas medicinales que vayamos a utilizar y en una proporción pequeña al principio (no más de una cucharada por litro de vino), se ponen en la botella y se deja reposar al menos una semana, colándose escrupulosamente a continuación.

Jarabe:

Este puede ser el medio idóneo para niños o personas con paladar delicado y es más fácil de elaborar de lo que pudiera parecer. Se ponen 100 gramos de hierbas en un litro de agua, se hierve durante un minuto, se deja reposar durante 3 días y a continuación se exprime y se cuela. Después se le agrega medio kilo de azúcar moreno y ya está listo para tomarse.

Zumos:

Esta es una forma muy en boga actualmente, ya que así se utiliza la planta sin modificar y ni siquiera se la mezcla con alcohol u otras sustancias ajenas a ella. Para lograrlo se cogen plantas frescas y se las licua, debiéndose añadir a continuación algo de agua para que no quede tan puro. El problema es que se conserva muy poco tiempo sin degradarse y nos obliga a tirar el sobrante.

LAS PRINCIPALES PLANTAS AROMÁTICAS

AJEDREA
Satureia montana

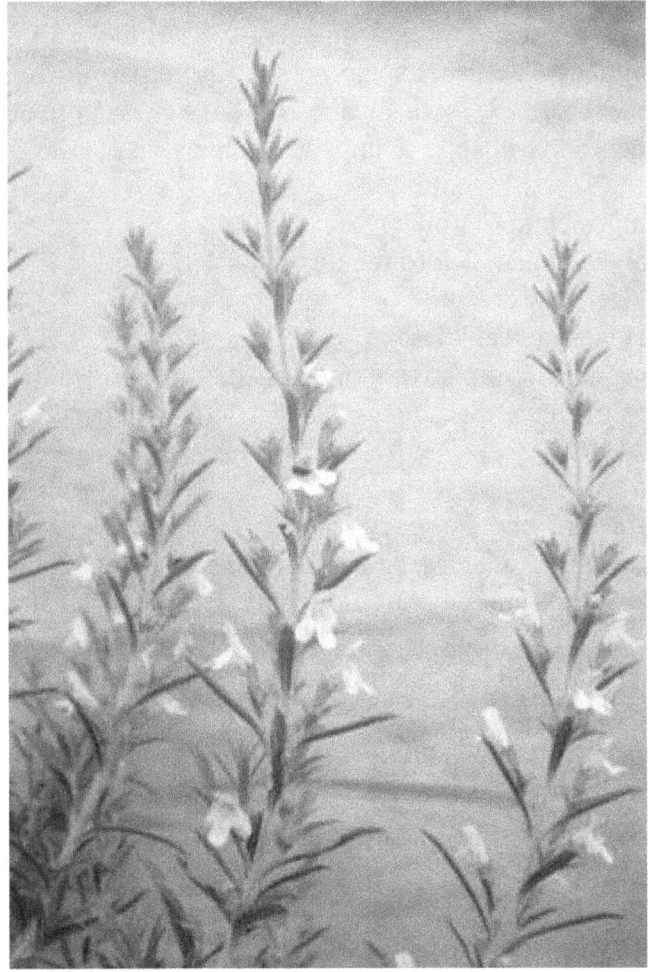

Botánica:
Dependiendo del clima deberemos escoger la variedad hortensia si es cálido y la montana si es frío.

Si es la variedad montana necesitaremos un suelo calizo y pobre, aunque suelto, debiendo sembrarse en la estación cálida en un lugar que le dé el sol, guardando una distancia entre brotes de 20 cm

Recolección:
En el momento de la floración y dejando varios centímetros desde el suelo con el fin de permitir un nuevo brote. Se seca al aire y a la sombra, previo oreado breve al sol y se utilizan las hojas sin el tallo.

Composición:
Aceite esencial, ácidos fenoles y sitosterina.

Acciones medicinales:
Eupéptica, carminativa y antiespasmódica, por lo que es útil en digestiones lentas flatulencias y flatulencias.

Aromaterapia:
Su aceite es, además, simpaticomimético (estimulante del sistema nervioso), tónico de las suprarrenales (mejora la tensión arterial baja) y antiséptico.
Se tomarán 3 gotas disueltas en leche caliente o infusión después de las comidas.
En uso externo y diluido con aceite de almendras, tiene propiedades cicatrizantes.
No usar en el embarazo.

Mejores efectos:
Energética y estimulante sexual.

AJO
Allium sativum

Botánica:
Es una planta bulbosa de aproximadamente un metro de altura, cuya raíz es un bulbo compuesto de 8 ó 10 partes. Las flores son blancas y están mezcladas con bulbillos violáceos.

Recolección:
Se desentierran las cabezas cuando la hoja empieza a marchitarse, aproximadamente en el mes de septiembre. Se almacena en sitio fresco y seco.

Composición:
Aceite esencial azufrado (disulfuro de alilo), alina, alisina, nicotinamida, vitaminas A y C, alliicina que tiene efecto antibiótico, inulina.

Acciones medicinales:
Estimula las secreciones estomacales y biliares. Combate los parásitos intestinales. Baja la tensión arterial. Es bactericida. Elimina por corrosión las verrugas y papilomas, siendo su poder tan fuerte que puede horadar el vidrio. En veterinaria sirve para que las gallinas incrementen la puesta de huevos. Cocido pierde la mayoría de sus propiedades por la evaporación de su radical sulfúrico y en estado crudo se le han encontrado propiedades anticancerosas, hipoglucemiantes, antirreumáticas, antimalárica.

Aromaterapia:
Su esencia introducida en una muela cariada calma el dolor, lo mismo que aplaca las neuralgias dolorosas y puesta detrás de la oreja calma el dolor de oído.
En uso externo y mezclado con aceite de oliva mejora la astenia si frotamos con él la columna vertebral.

La esencia es mejor mezclarla siempre con alguna comida adecuada, si pretendemos ingerirla.

Mejores efectos:
Como hipotensora y para eliminar los zumbidos de oídos.

ALBAHACA
Ocimum basilicum

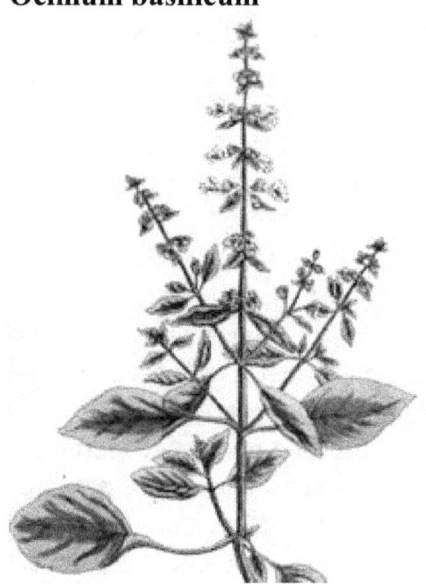

Botánica:
Planta que tolera muy mal las heladas, su lugar adecuado es en interiores cálidos, no necesitando así grandes cuidados. El suelo debe ser fértil y llega a alcanzar una altura de 60 cm, pudiéndose cortar sus hojas en cualquier momento. Éstas son de color verde, muy perfumadas y tiene los frutos oscuros encerrados en el cáliz. Apenas crece ya espontáneamente, salvo en las proximidades de los huertos.
Se multiplica por semillas y la siembra debe hacerse a mano a principios de la primavera, en una tierra fértil,

caliente y húmeda, cubriéndose después con una capa de mantillo.

Recolección:
Si hemos tenido cuidado con las hormigas, su mayor enemigo, podremos recoger sus hojas y flores en verano, cortándola a unos 15 cm del suelo.
Se disponen en haces no muy grandes y se secan a la sombra, separando después las hojas de los tallos.

Composición:
Aceite esencial con estragol, linalol, lineol y alcanfor, además de tanino y saponina.

Acción medicinal:
Es antiespasmódica, estomáquica y estimulante. Su uso más popular es para fabricar licores, aunque también se le reconocen sus buenas acciones para ahuyentar mosquitos.
Aumenta la producción de leche en la lactancia, fortalece las glándulas suprarrenales y el sistema nervioso, además de ser útil para la curación de la hemeralopia, una enfermedad de la vista que cursa con mala adaptabilidad a la oscuridad.

Aromaterapia:
En uso externo se aplica una gota de aceite en las picaduras de insectos, y mezclada con espliego es eficaz en las mordeduras de serpientes y las verrugas.
Internamente, tomada tres veces al día, es adecuada para combatir la fatiga, la ansiedad y la angustia, las migrañas, los espasmos digestivos, el insomnio, el vértigo y la epilepsia.
Tiene un efecto sedante sobre la tos al calmar los espasmos de la musculatura lisa bronquial.

Precaución durante el embarazo.

Mejores efectos:
Para regular el sistema nervioso en casos de timidez, indecisión y fatiga mental.
Como repelente de insectos.

ALCARAVEA
Carum carvi

Botánica:
Miembro de la familia de las zanahorias, es una planta anual que forma rosetas de grandes hojas el primer año, ganando altura hasta los 60 cm el segundo, que es cuando le crecen las flores blancas.
Con sus semillas se da aroma al pan de centeno, los bizcochos, la carne y el pescado, así como a las ensaladas.

Recolección:
Se recogen los frutos antes de su maduración y se cortan las umbelas cuanto antes. La maduración se puede realizar indistintamente al sol o a la sombra, pero antes se extraen las semillas.
Necesita un suelo fértil, bien soleado, y que esté libre de malas hierbas. Cuando las semillas empiecen a teñirse de castaño hay que cortar los tallos.

Composición:
Aceite esencial con carvona, limoneno, ácidos oleico, linoleico y petroselínico, sustancias nitrogenadas e indicios de cumarinas, resinas y taninos.

Acciones medicinales:

Elimina flatulencias, es digestiva, antiespasmódica y mejora la secreción láctea. Poseo un ligero efecto antiséptico y expectorante.

Aromaterapia:
En uso externo, mezclada con aceite de oliva caliente, se dan masajes en el tórax para la pleuresía y en las zonas doloridas en el reumatismo.
Internamente es útil en la pérdida del apetito, aerofagia, espasmos digestivos y también para aumentar la lactancia, combatir los parásitos intestinales, como diurético y para el vértigo.

ANGÉLICA
Angelica archangelica

Botánica:
Planta que puede alcanzar los 3 metros de altura, con un tallo erecto y gran raíz, es muy común en los prados húmedos, aunque para su recolección es mejor aquellas plantas que crecen en lugares secos, ya que contienen más principios activos.

Recolección:
Se desentierra a finales de otoño y se seca a la sombra.

Composición:
Aceite esencial de felandreno, ácido angélico, angelicina pectina, cumarinas y taninos.

Acciones medicinales:
Estimula la digestión, evita la formación de gases y tiene un ligero efecto antiasmático. Se utiliza para fabricar el agua de Melisa, aunque a dosis elevadas deprime el sistema nervioso central.

Aromaterapia:
Con el paso del tiempo la esencia cambia a un color marrón, pero es un proceso normal.
Para uso externo y mezclada con aceite de almendras dulces mejora el reumatismo.
Internamente y tomada antes de las comidas con un poco de azúcar, es útil en la anorexia, las úlceras estomacales y como restaurador general.

Otros efectos:
Para combatir el mareo, la ansiedad y las náuseas. Alivia la cistitis, migrañas, dolores de muelas y el estrés. Antiguamente se empleaba contra la peste y aún se conserva su uso en la fabricación de los licores Chartreuse y Benedictine, además de en rituales místicos.

ANÍS VERDE
Pimpinella anisum

Botánica:
Procedente de Asia, esta planta rebasa los 50 cm de altura y presenta unas minúsculas flores blancas. Necesita sol en abundancia, un suelo fértil y drenado, y su plantación solamente es posible con las semillas, las cuales hay que sembrar en hileras y con una separación de 30 cm. Hay que regar abundantemente en tiempo seco.

Recolección:
Se coge el fruto ya maduro y seco entre julio y septiembre. Hay que esperar a que las semillas adquieran un color castaño claro y entonces se cortan los tallos, se atan en manojos y se suspenden en un

lugar cálido y ventilado. Después, las semillas hay que dejarlas en bandejas una semana más y guardarlas en tarros opacos y cerrados.

Composición:
Aceite esencial con anetol, aceite graso, terpenos, resinas y colina.

Acciones medicinales:
Es antiespasmódico, carminativo, estimulante de la lactancia y diurético.
No utilizar de manera continuada en los niños.

Aromaterapia:
Para uso externo se mezcla con una crema base y aplicándolo en el tórax mejora la respiración y circulación deprimida.
Internamente lo emplearemos en el asma, los cólicos infantiles (una gota al día como máximo, sin pasar de cinco días), para aliviar la migraña, los períodos dolorosos y las palpitaciones.

ANÍS ESTRELLADO
Illicium verum

Composición:
Anetol, felandreno, dipenteno, limoneno, careno y sesquiterpenos.

Acciones medicinales:
De efectos más fuertes que el anís verde, se le conocen propiedades como carminativo y estomáquico.

Aromaterapia:

Tomado con moderación, una gota cada vez, nos servirá contra las gastralgias, las dispepsias y las flatulentas.

ÁRNICA
Arnica montana

Botánica:
Especie protegida, se hizo popular a finales del siglo pasado por su propiedad de provocar estornudos.
Tiene una altura de 30 cm y sus flores periféricas son de color amarillo anaranjado, creciendo bien en alturas superiores a los 1000 metros en un terreno calizo.

Recolección:
Hay que esperar que florezca, en Junio y Agosto, y secar rápidamente a la sombra y con calor no superior a 35° C.

Composición:
Arecaidina, arecolina, inulina, fitosterina, ácido palmítico, esteárico, taninos y un amargo no-glucósido.

Acciones medicinales:
Se le reconocen efectos muy intensos como cicatrizante, antiedematosa, antiespasmódica y emenagoga.

Aromaterapia:
En uso externo en extraordinaria contra contusiones (siempre en tejidos no abiertos), derrames, esguinces y hematomas.

Internamente estimula el sistema nervioso y circulatorio, con marcado efecto vasodilatador. Estimula la respiración y corrige la amenorrea y oligomenorrea.
Aunque es muy eficaz, hay que utilizarla con mucha prudencia.
No aplicar en el embarazo.

ARTEMISA
Artemisa vulgaris

Botánica:
Planta perenne de tallo recto, ramificado en su extremo, se puede encontrar en los arcenes y linderos de caminos, siendo utilizada mucho antes que el lúpulo para fabricar cerveza. Se distribuye por zonas norteñas templadas, en matas de hasta 120 m. de altura y en algunos países se la considera una mala planta.
Prefiere un terreno fértil, aunque se adapta a cualquiera y tolera el fuerte sol.

Recolección:
Se cogen las hojas y flores en verano, después de su floración. Se secan a la sombra con calor natural.
Para sembrarlas hay que hacerlo en otoño o primavera, mejor en semilleros, debiendo cortar las ramas con podadera en otoño.

Composición:
Aceite esencial con cineol, tuyona, inulina, cineol, eucaliptol y principios amargos.

Acciones medicinales:

Se le reconocen efectos aperitivos y estimulantes del desarrollo muscular. Ligero efecto antiepiléptico.
También es antidiabética, vermífuga, antiespasmódica y emenagoga.
No administrar a embarazadas a causa de su efecto congestivo del útero.
Se emplea en la fabricación de licores y como insecticida.

Aromaterapia:
Internamente en anorexia, convulsiones, amenorreas y dismenorreas, neuralgias, lombrices y hiperexcitabilidad nerviosa. También como diurético y aperitivo.
Internamente para lavar heridas supurantes.

AZAHAR
Citrus aurantium

Botánica:
Árbol con la copa en forma de cúpula, perenne, con hojas verdes y esparcidas, estando las flores en las extremidades de las ramas. Procede de la India y en la actualidad crece en climas templados, aunque es desconocido en forma silvestre. Suele alcanzar los 8 m. de altura. Se le conoce también como *Neroli*.

Recolección:
Se puede hacer varias veces al año y se recogen las flores cerradas o abiertas en verano. Se secan a la sombra.

Composición:

En aromaterapia se utilizan las flores las cuales contienen limoneno, pineno, linalol, citrofenol, nerol, canfeno, geraniol y resina.

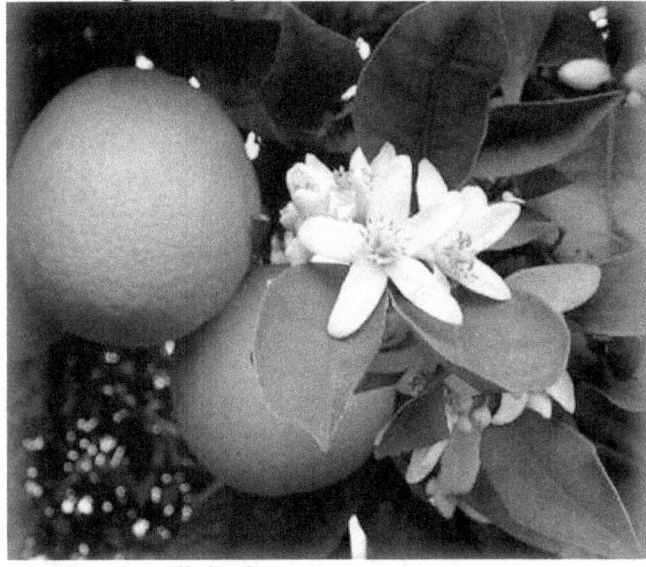

Acciones medicinales:
Además de su empleo en la fabricación de licores, como es el caso del Curaçao, su aceite esencial es muy apreciado en perfumería, aunque ahora está muy falsificado con terpenos del limón a causa del alto precio original.
La esencia tiene propiedades sedantes y antiespasmódicas.

Aromaterapia:
Internamente es útil para combatir el insomnio, la diarrea crónica, la irritabilidad y las palpitaciones. Mejora la autoestima, combate la apatía y es euforizante diurno sin alterar el sueño de la noche. Regula el ritmo cardíaco, es ligeramente afrodisiaco, mejora los dolores menstruales y la menopausia, y mitiga las jaquecas.
Externamente se utiliza como tónico venoso.

BOLDO
Peumus boldus

Recolección:
Recoger las hojas verdes y secarlas a la sombra a una temperatura no superior a 40° C.

Composición:
Aceite esencial con ascaridol, eucaliptol, cimol, boldina y flavonoides.

Acciones medicinales:
Es un colagogo y colerético tradicional que posee además un ligero efecto diurético, además de contribuir a bajas las cifras altas de colesterol.

Aromaterapia:
Su esencia, de fuerte olor y sabor amargo, es adecuada para tratar insuficiencias hepáticas y biliares, digestiones lentas, litiasis biliar, cistitis, oliguria y exceso de ácido úrico.
No administrar en casos de insuficiencia hepática grave.

BREZO
Calluna vulgaris

Botánica:
Arbusto de pequeñas ramificaciones, con hojas muy pequeñas, se desarrolla con facilidad en verano en bordes de camino boscosos y sus diminutas flores tienen un color violáceo-blanco.

Recolección:

Se recolecta a finales del verano y necesita un terreno ácido y cierta dificultad para enraizar. De ser así, sus largas raíces son muy apreciadas para fabricar pipas.

Composición:
Contienen sus flores ericolina, leucocianidol, taninos, arbutina y quercetina.

Acciones medicinales:
Es diurética y antiséptica de las vías urinarias. En polvo provoca estornudos de manera similar al árnica.

Aromaterapia:
Tiene buenas aplicaciones en cistitis, oliguria (poca orina), edemas, gota, litiasis renal, reumatismo, albuminuria e inflamación de vías urinarias y próstata. En uso externo nos servirá contra los sabañones y las varices superficiales, así como linimento para mejorar la artritis y el reuma.

CANELA
Cinnamomum ceylanicum

Botánica:
Procede del árbol natural de Sri Lanka, aunque también se utiliza el Laurus cassia chino, bastante menos valioso.

Recolección:
Se obtiene por destilación al vapor de las hojas y cortezas del árbol.

Composición:

Contiene linalol, furfural, cineol, alcoholes terpénicos, eugenol y aldehido cinámico.

Acciones medicinales:
En forma de polvo seco es un aromatizante y saborizante tradicional en los dulces, aunque también mejora la tolerancia a los alimentos, es antiespasmódico y digestiva.

Aromaterapia:
Su esencia es afrodisiaca, estimulante, vermífuga, astringente y desodorante de heces pútridas.
Externamente posee buenos efectos como antiséptica, hemostática y antídoto para mordeduras de serpiente y picaduras de insectos.

Mejores efectos:
Como afrodisiaca, para dar optimismo y en casos de debilidad en la tercera edad.

CEBOLLA
Allium cepa

Botánica:
Planta con raíz bulbosa y tallo erecto, el cual puede alcanzar hasta un metro de altura. Las flores son de color blanco y púrpura y los frutos albergan las semillas de color negro.

Recolección:
Se utiliza el bulbo, aunque en cocina también se emplean las hojas.
Se multiplica mediante la división de los bulbos en primavera en un terreno fértil, húmedo y permeable,

ya que en terrenos secos su calidad es pequeña. Tolera la sombra durante medio día, pero necesita el sol.

El trasplante se hace en primavera y las plantas se dividen cada dos años, necesitándose un fertilizante aplicado una vez al año.

Composición:
Su fuerte esencia es rica en disulfuro de alipropilo, inulina, azúcar, quercitina, calcio y flavonoides.

Acciones medicinales:
Tiene interesantes propiedades antibióticas, antitumorales, hipoglucemiante y diuréticas. Se puede consumir cruda, su jugo solamente, cocida en sopa, frita o aplicarla externamente, conservando casi siempre sus buenas cualidades, incluso si aspiramos su aroma por la nariz.

Aromaterapia:
Injustamente menospreciada por la medicina oficial, la cebolla es uno de los mejores antibióticos de la naturaleza, además de poseer una buena acción digestiva y tónica.

Internamente podemos utilizar su jugo para combatir infecciones del aparato respiratorio, gripes, bajar cifras altas de azúcar en sangre y mejorar la arteriosclerosis. También se le reconocen efectos curativos en el envejecimiento, el asma, la diarrea, la impotencia, la litiasis biliar, la obesidad, los edemas, la oliguria, la pleuresía, la pericarditis, el raquitismo y la hipertrofia de próstata.

Externamente es útil para lavar abscesos cutáneos, eliminar diviesos, curar heridas infectadas, tratar las picaduras de insectos y ayudar el crecimiento del pelo. Aplicado en la oreja mejora la sordera y también sirve para aclarar las pecas y favorecer la cicatrización de las heridas.

Aspirar su aroma cura las crisis histéricas y administrada a bajas dosis antes de la primavera impide las alergias.

CIPRÉS
Cupresses sempervirens

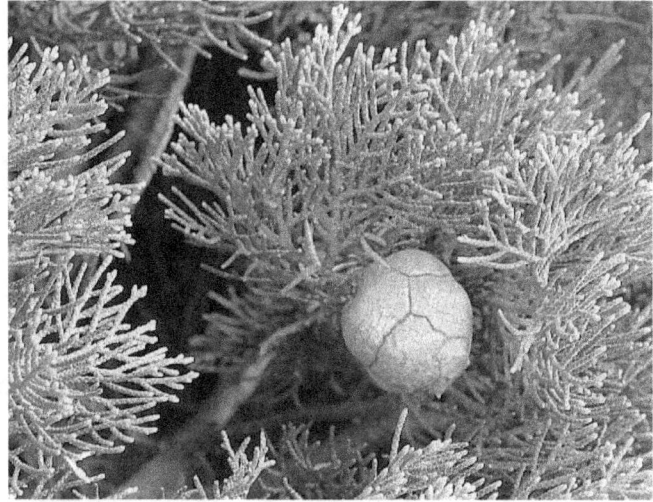

Botánica:
Árbol de un tallo alto con ramas extendidas y recogidas, que acogen un fruto que es una transformación leñosa de las brácteas. Cuando alcanza la madurez las escamas se separan y permiten la caída de las semillas.

La madera, que tiene la propiedad de ser resistente a la carcoma, se utiliza para fabricar objetos artísticos de gran valor.

Recolección:

Se recolectan los brotes tiernos de enero a abril. Del tronco se saca una resina mediante incisiones la cual tiene un fuerte aroma.

Composición:
Contiene canfeno, pineno, silvestreno y tanino.

Acciones medicinales:
Tiene interesantes propiedades astringentes, antidiarreico, vasoconstrictor, antipirético, antihemorroidal y antiespasmódico. Es antirreumático, antisudorífico, cicatrizante, hepatoprotector, hemostático, diurético y sedante.

Aromaterapia:
Los problemas venosos, como hemorroides o varices se pueden tratar interna y externamente. Otros efectos menores, pero interesantes son en las afecciones bronquiales, ya que calma la tos, baja la fiebre, es balsámico y ligeramente bactericida.
Alivia la incontinencia de orina, especialmente en la menopausia y previene de la gripe si se aspira su aroma poniendo unas gotas en la almohada. Mitiga la incontinencia urinaria, el sudor excesivo y se considera un buen repelente de insectos.
Externamente se aplica también para las heridas, los uñeros y para corregir la transpiración de los pies.

Mejores efectos:
Es adelgazante, anticelulítica, revitalizadora a nivel muscular, y ayuda a tomar decisiones. Combate la menstruación excesiva y prolongada, las afecciones por frío, la irritabilidad y el estrés producido por el cambio de casa, trabajo o pérdida de un ser querido.

CLAVO
Eugenia caryophyllata

Composición:
Contiene eugenol, aceteugenol, metil salicitato, cariofileno, pineno y vainillina.

Acciones medicinales:
Además de su especial sabor para las comidas, el clavo es bueno como aperitivo, antiespasmódico, carminativo, estomacal, estimulante nervioso y eupéptico.

Aromaterapia:
Esta es una de las esencias más fuertes que existen y su dosificación debe hacerse con prudencia, ya que es bastante abrasivo. Internamente se tolera muy bien si se toma junto a las comidas y nos servirá contra el asma, el cansancio, la diarrea, la gota y la falta de memoria. También ayuda a eliminar parásitos intestinales y permite un embarazo en la fecha prevista si se toma 15 días antes.
Externamente tiene su mejor aplicación como anestésico dental, ya que su poder es superior a la novocaína. También es adecuado para mezclar con el dentífrico y las afecciones de garganta por su poder antiséptico, para la sarna y para el vértigo inhalando su aroma.

Mejores efectos:
Su efecto local como analgésico en caso de dolores fuertes.
Incrementa la memoria y es un moderado afrodisíaco.

COMINO
Cuminum cyminum

Botánica:
Planta anual y espigada de 25 cm de altura con flores blancas y rosas.

Recolección:
Se multiplica por semillas en regiones cálidas y solamente necesita un suelo permeable. En macetas se siembra a una temperatura de 16° C. no poniendo más de tres en el mismo tiesto. Se riega en tiempo seco y en otoño se cogen los tallos floridos y se cuelgan en un desván cálido.

Composición.
Aceite esencial con cuminal y terpenos.

Acciones medicinales:
Es carminativo y emenagogo.

Aromaterapia:
Evita las flatulencias si se añade a las legumbres y mejora la atonía gástrica. También es adecuada para mejorar los trastornos del ciclo femenino, especialmente la amenorrea.
Externamente tiene aplicaciones como antirreumático.

ENEBRO
Juniperus communis

Botánica:
Arbusto que alcanza hasta los 3 metros de altura, de hojas muy puntiagudas de color verde. Puede tener flores masculinas o femeninas y sus frutos son una

baya formada por las brácteas que rodean las flores, de color gris azulado. Crece por toda Europa tanto en llanura como en montaña, aunque ahora es producto de cultivo.

Recolección:
Se recolecta en verano y otoño, y se utiliza las hojas, las bayas y las cortezas.

Composición:
El aceite es rico en alfapineno, sabineno, canfeno, juniperina, geraniol, citronol , alcanfor y ceras.

Acciones medicinales:
Es antiséptico, antirreumático, antidiabético, depurativo, diurético y emenagogo.

Aromaterapia:
Externamente y diluido en aceite de aguacate, se utiliza contra el acné, el eczema crónico, la parálisis y el reumatismo, especialmente si se echa en el baño caliente.

Internamente la esencia tiene multitud de aplicaciones, entre ellas para mejorar la albuminuria, la arteriosclerosis, la hipertensión, la diabetes, los edemas, la falta de orina, la gota, la anorexia, la cistitis, la cirrosis, la leucorrea, el sarampión y la escarlatina.

Mejores efectos:
Elimina el exceso de grasa en los tejidos y purifica el ambiente.

ENELDO
Anethum graveolens

Botánica:
Utilizado desde antiguo por sus propiedades inductoras al sueño, esta planta de origen escandinavo de gran parecido con el hinojo, necesita mucho sol y crece en cualquier tipo de suelo. Si la plantamos en jardín deberemos guardar una distancia entre los brotes de 20 cm ya que alcanzan una altura de al menos 60 cm
No es una planta que soporte el trasplante, por lo que deberemos evitar cogerla silvestre y utilizar mejor las semillas. La recolección se hace en la temporada más cálida, cuando es rica en semillas y flores y si la plantamos en primavera lo más probable que ese verano ya la tengamos crecida.

Recolección:
Solamente lo podemos plantar por semillas en verano y en regiones que tengan inviernos templados. El suelo debe ser fértil, el lugar soleado, hay que regar en tiempo seco y escardar la tierra sistemáticamente. Se recoge cuando la planta tiene flor y las semillas se tiñen de castaño. En ese momento corte los tallos floridos y póngalos a secar.

Composición:
Aceite esencial, grasa y varios ácidos.

Acciones medicinales:
Estimula la secreción de los jugos gástricos, combate la flatulencia y posee ligero efecto antiespasmódico.

ESPINO BLANCO
Crataegus oxicantha

Botánica:
Arbusto que puede alcanzar incluso los 10 m. de altura, muy ramificado un dotado de fuertes espinas. Las flores blancas se agrupan en pequeños corimbos y dan lugar al fruto, una avellana de color rojo, la cual está oculta en otro falso fruto ovalado.

Recolección:
Se recogen sus hojas en casi todo el año y sus hojas antes de su floración, que es muy corta. Con la madera se hacen útiles de torno y ebanistería.

Composición:
Vitexinramnósido, flavonoides, acidos triterpénicos, purina, colina, acetil-colina, ácidos orgánicos, catecina, taninos. También contiene vitamina C e histamina.

Acciones medicinales:
Es el mejor cardiotónico disponible en la naturaleza, superior al digital, y sin efectos secundarios. Mejora todas las enfermedades relacionadas con el corazón y la circulación arterial, entre ellas la insuficiencia cardiaca, las arritmias, la taquicardia, la hipo e hipertensión (es un regulador) y las anginas de pecho. Con los frutos se obtiene una bebida similar a la sidra.

Aromaterapia:
Aunque no existe comercializada su esencia, la cual se puede encontrar en las flores, la importancia de esta planta hace que la incluyamos en este libro, debiendo

emplear su extracto si no queremos hacernos nuestra propia esencia.

Su uso interno abarca todas las enfermedades cardiacas, incluido el tratamiento posterior al infarto, la arteriosclerosis y la tensión descompensada, siendo también útil para bajar la fiebre y como calmante nervioso.

ESPLIEGO
Lavandula angustifolia

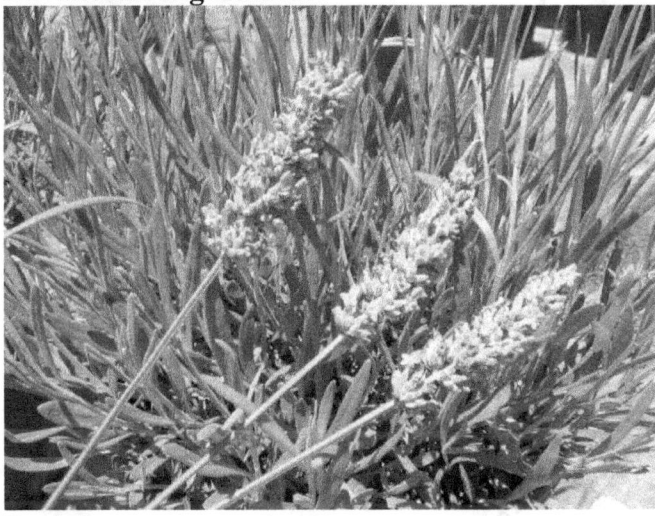

Botánica:

Subarbusto anual de ramas sin hojas hasta la parte basal, de hojas verde claro que terminan en lanza, suele alcanzar el metro de altura. Las flores son violáceas y el fruto de color pardo oscuro. Crece espontáneamente en zonas de litoral y montaña y se puede cultivar fácilmente.

Recolección:

Se realiza en verano y se cogen sus flores antes de abrirse dejándolas a la sombra sin que pase de 35º C.

Composición:
Acetato de linalilo, linalol, cineol, cumarina, taninos y saponina. También geraniol, limoneno, ácido butírico y ácido valeriánico.

Acciones medicinales:
Es analgésico, antirreumático, antiséptico, calmante nervioso, diurético, hipotensor y tónico cardíaco.

Aromaterapia:
En uso externo es una buena esencia para añadir al baño y conseguir un suave efecto relajante, para inhalaciones en los asmáticos y aquejados de sinusitis, para las picaduras de insectos y las mordeduras de serpiente, las ladillas genitales, y lavados vaginales en la leucorrea.
Internamente se utiliza en multitud de enfermedades, entre ellas: la migraña, la neurastenia, la histeria, las taquicardias, el asma, la cistitis, los cólicos abdominales, la faringitis y los dolores reumáticos.
Hay que procurar no excederse de la dosis ya que puede ser neurotóxico.

Mejores efectos:
Regenerador celular, rejuvenecedor de la piel, anticelulítico, caída del cabello, ansiedad, depresión y debilidad general.

ESTRAGÓN
Artemisia dracunculus

Botánica:
Especie vivaz que se multiplica por raíz y división de matas, y que requiere un clima templado, tierra fértil, permeable y fresca, carente de arcilla.

Alcanza una altura de 60 cm y gran anchura, aunque hay que renovarlas cada cuatro años. Necesita mucho sol y un terreno de buen drenaje y así lograremos una planta enérgica, de gruesos espolones que utilizaremos después para la reproducción. En invierno agradece una adecuada protección.

Recolección:
Se hace en primavera y verano, cada treinta días, y se cortan las ramas maduras cuando florece, separando después las hojas. Se sacan en bastidores con fondo de tela mosquitera. Aunque las hojas carecen de olor, tiene un fuerte sabor, ligeramente amargo.

Composición:
Contiene felandreno, acimeno, herniarina, estragol y terpenos.

Acciones medicinales:
Básicamente, se le reconoce como una especie culinaria estimulante del apetito y de las funciones digestivas.

Aromaterapia:
Internamente se administrará en la anorexia, las digestiones lentas, la aerofagia, las infecciones intestinales, contra los parásitos intestinales y en las reglas dolorosas o irregulares.
No se le reconocen efectos en su aplicación externa.

EUCALIPTO
Eucalyptus globulus

Botánica:

Este árbol de grandes dimensiones, con tronco liso y recto, proporciona frutos en cápsula, en la cual se albergan las semillas. Procedente de Australia, es un árbol menospreciado y atacado por los ecologistas, los cuales le acusan de secar y empobrecer el terreno y destruir las especies autóctonas. Lo cierto es que es un árbol muy útil para el hombre ya que su crecimiento es muy rápido, se aclimata en la mayoría de los lugares, es vigoroso y proporciona madera y esencias muy utilizadas.

Recolección:
Se pueden recoger hojas en cualquier época del año.

Composición:
Su aceite contiene eucaliptol, canfeno, felandreno, pineno, azuleno, tanino, resinas y una sustancia bacteriostática.

Acciones medicinales:
Se emplea esencialmente como balsámico y antiséptico leve de vías respiratorias.

Aromaterapia:
Su esencia es ampliamente usada en farmacia, medicina natural, y fabricación de licores, caramelos y dentífricos.
A nivel popular su fama como expectorante es merecida, pero se le desconocen otras aplicaciones no menos importantes. Es también hipoglucemiente y antipirético en enfermedades bronquiales, teniendo un buen efecto contra la malaria.
En uso externo se absorbe muy bien a través de la piel, se aplica igualmente en inhalaciones, y aplaca la

quemazón de las picaduras de insectos, alivia el reumatismo, lo mismo que las quemaduras.

Internamente lo podemos utilizar también contra el asma, la astenia, la diabetes, gripe, laringitis y sarampión.

Mejores efectos:
Balsámico, antitérmico, desodorante, refrescante, purificador del aire y para el cansancio psíquico.

GENCIANA
Gentiana lutea

Botánica:
Planta herbácea, de raíz gruesa y muy larga, llega a superar el metro de altura. Las flores son de color amarillo y las semillas de color pardo. Su sabor es profundamente amargo.

Recolección:
Se desentierra en otoño y se seca lo más rápidamente su raíz, ya que no debe fermentar ni cambiar de color.

Composición:
Su raíz contiene genciopicrina, gencina, azúcares y aceite esencial.

Acciones medicinales:
Es la especie más amarga de todas y por eso se utiliza como estimulante del apetito. Es también colagoga y antipirética.

Aromaterapia:
Su extracto suele contener también aceites esenciales y por eso lo incluimos en este apartado. Antiguamente

se utilizó con éxito contra la malaria, en lugar de la quinina, aunque ahora se prefiere su uso para los aperitivos.

Aumenta la cantidad de sangre, estimula la secreción de saliva, acelera la evacuación intestinal, mejora la insuficiencia biliar y es vigorizante en las convalecencias.

Mejores efectos:
Estimulante del apetito. Factor de engorde al aprovechar mejor los nutrientes.

GERANIO
Pelargonium graveolens

Botánica:
El geranio forma arbustos de 90 cm con hojas dentadas de color verde. Sus flores son rosas que brotan en verano y necesitan un suelo bien drenado algo fértil. En condiciones favorables pueden crecer muy rápido y dar una gran fragancia.

Recolección:
Se multiplican por esquejes, los cuales se toman de las plantas a finales del verano. No debe trasplantarse al exterior si hay riesgo de heladas y si es así es mejor ponerlas en tiestos protegidos del frío. Los esquejes agradecen una tierra arenosa, pero no hay que obtenerlos dejando los tallos demasiado cortos.

Composición:
Contiene alcohol de feniletil, citronella, geraniol, linalol y terpinol.

Acciones medicinales:

Se le reconocen acciones como hemostático, cicatrizante, antiséptico, hipoglucemiante y anticanceroso general.

Aromaterapia:
En uso externo es un buen ahuyentador de las avispas, mejora las varices y sabañones, así como alivia el herpes, las úlceras por decúbito y las aftas bucales.
Internamente es un moderado antidiabético, controla la tendencia a las hemorragias y las úlceras, así como tiene algunas acciones contra la esterilidad y la astenia.

Mejores efectos:
Limpieza de la piel, antitumoral, obesidad, reafirmación del busto, ansiedad y debilidad.

HELENIO
Inula helenium

Botánica:
Suele estar presente en los jardines, mezclada con arbustos que le protegen y rodeado de hierba. De bella presencia y 1,8 m. de altura, esta planta da flores similares a las margaritas, aunque de un diámetro de 7,5 cm Agradece un suelo húmedo pero no encharcado y un lugar soleado.

Recolección:
El trasplante se hace en primavera, bien sea utilizando semillas o por división y conviene regarlo en tiempo seco. Tarda tres años en desarrollarse plenamente.

Composición:

Contiene azulenos, lactonas, resina, mucílagos, sales e inulina.

Acciones medicinales:
Es estomacal, antitusígeno y antianoréxico.
Con él se prepara un licor muy apreciado.

Aromaterapia:
Externamente y en cataplasmas en eficaz contra los pruritos, el herpes y las erupciones cutáneas
Internamente se suele preparar con él un vino medicinal, el cual se utiliza en la falta de apetito, la anemia, la gripe y la amenorrea.

HINOJO
Foeniculum vulgare

Botánica:
Planta perenne de hasta 1,8 m. de altura, con largas hojas basales divididas en filamentos, sus tallos son resistentes al viento, coronados por diminutas flores amarillas.
Se consume también como hortaliza, crudo o cocido.
De propiedades medicinales muy acreditadas en la antigüedad, ahora es apenas una hierba para dar sabor a los guisos o para enmascarar las infusiones.

Recolección:
Aparte de necesitar sol no requiere más cuidados, adaptándose incluso a terrenos pobres. Dura cinco años pero su riqueza en semillas en tal que no hay problema de agotarla. Se siembran a una distancia de 40 cm a poca profundidad.

Si las plantamos en macetas será mejor tenerlas en un lugar protegido, aunque donde les dé el sol, cardando los frutos y secándolos a la sombra.

Composición:
Aceite esencial con anetol y cetona, fenchona, estragol, cumarinas, azúcar, taninos, almidón. Y una sustancia venenosa llamada melantina

Acciones medicinales:
Es carminativo, antiespasmódico, diurético y emenagogo.

Aromaterapia:
Su esencia se utiliza abiertamente contra los gases intestinales, las flatulencias, las malas digestiones y los cólicos. También se le han encontrado efectos beneficiosos en las bronquitis, la amenorrea, la tosferina y la insuficiencia en la secreción láctea.
No se debe emplear en niños menores de seis años, lo mismo que cualquier otra planta que contenga anetol o mentol.

Mejores efectos:
Aumento de la leche materna, equilibrador de emociones, aumenta el volumen del busto.

HISOPO
Hyssopus officinalis

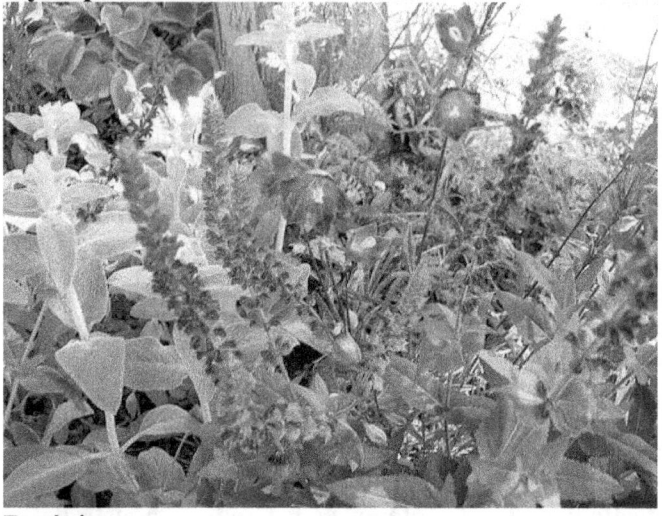

Botánica:
Subarbusto de hojas de fuerte aroma que se abren en espigas de 40 cm de longitud, con flores de color azul, rosa o blancas.

Recolección:
Se puede sembrar mediante semilla o por división en primavera, aunque los esquejes agarran mejor en verano. Es necesario un suelo bien drenado, aunque se adaptan a suelos pobres arenosos o alcalinos. Necesita un lugar soleado y la poda se hace en primavera a 5 cm del suelo.

Composición:
Contiene heterósido, tanino, saponina, fitosterol, diosmina, geraniol, limoneno y pinocanfona.

Acciones medicinales:

Es estimulante, expectorante y antialérgico. No debe administrase durante el embarazo ni a individuos epilépticos.

Aromaterapia:
Su mejor utilidad es como antialérgico, calmando las crisis en cuestión de minutos, aunque no debe administrarse largamente como preventivo. También posee buenos efectos contra el asma, la bronquitis, las amigdalitis, la gripe y la fiebre de origen respiratorio.
Externamente se usa para hacer gargarismos y lavar heridas. En niños pequeños alérgicos se frota una gota de esencia en el antebrazo o se ponen tres gotas en la almohada por la noche.

Mejores efectos:
Crisis alérgicas, mejora la respiración, proporciona claridad mental y actúa contra la tristeza.

INCIENSO
Boswellia carteri

Botánica:
Gomorresina en forma de lágrimas, de sabor acre y olor aromático al arder que se extrae mediante la incisión de la corteza de varios árboles de la familia de las burseráceas, originarios de Arabia, de la India y del África.

Recolección:
Se emplea mediante destilación por corriente de vapor.

Composición:

Olibanol, cadineno, camfeno, dipenteno, pineno, felandreno.

Acciones medicinales:
Antiinflamatorio, astringente, digestivo, diurético, sedante y tónico uterino.

Aromaterapia:
Estimula el ánimo, favorece la relajación y la concentración, generando un efecto euforizante a nivel mental que ayuda al crecimiento personal y espiritual.

Otros usos:
Descongestiona las mucosas respiratorias, favorece la menstruación, alivia el asma y la cistitis, y favorece el parto.

LAUREL
Laurus nobilis

Botánica:
Aunque su uso ha sido desplazado casi exclusivamente a la cocina, como especia, también posee interesantes cualidades medicinales.
En la época de la dominación romana se usaba para destacar la cabeza de los triunfadores y los poetas, constituyendo un galardón más preciado que los trofeos materiales.

Recolección:
Su reproducción puede hacerse mediante esquejes, aunque obtendremos beneficios más inmediatos si compramos ya un arbolito pequeño. Para ello necesitaremos una maceta grande y profunda, siendo

lo ideal un sitio de nuestro jardín, ya que suele alcanzar gran altura y amplitud.

Soporta bien el pleno sol y algo peor el frío y requiere un suelo ligero y seco, no necesitando riegos frecuentes.

Se recolecta en verano y sus hojas se secan con facilidad y se conservan muchos meses.

Composición:

Aceite esencial con cineol y pineno, ácido graso, ácido láurico, ácido oleico, ácido palmítico, ácido linoleico, fitosterol, terpineol, eugenol.

Acciones medicinales:

Se usa preferentemente como condimento culinario, aunque con las bayas se preparan jabones, con su esencia se preparan licores y con la madera se ahuman carnes y quesos.

Se le reconocen acciones como aperitivo y diurético.

Aromaterapia:

Externamente se puede aplicar contra el reumatismo, mezclado con aceite de oliva y para combatir los piojos mezclado con alcohol. También tiene efectos positivos para eliminar el mal olor de pies, aplicándose en un baño de agua caliente local.

Internamente es útil en las digestiones lentas y como antianoréxico.

LAVANDA
Lavandula officinalis

(Ver Espliego)

LIMÓN
Citrus limonum

Botánica:
De pequeño tamaño, este arbusto puede alcanzar no obstante los 5 m. de altura. De tronco corto, hojas de color verde ricas en esencia y flores rosadas, proporcionan un fruto característico en cuyo interior se encuentran las semillas. La esencia se extrae de la corteza del fruto, aunque con las flores se obtiene otra aún más cotizada en perfumería. La corteza también se emplea mucho en pastelería.
Para extraer un kilo de esencia se hacen necesarios 3.000 limones y para ello se utilizan los frutos aún verdes.

Composición:
Limoneno, citral, pineno, canfeno, citrofenal, acetato de geranilo, alcanfor de limón y otros.

Acciones medicinales:
Tiene interesantes propiedades como bactericida, regulador de la acidez estomacal, hipotensor, tónico cardíaco, astringente y hemostático. Estimula la producción de glóbulos blancos, es astringente, antitóxico, carminativo, hipoglucémico, vermífugo y estomacal.

Aromaterapia:
Externamente blanquea los dientes, cura las aftas bucales, evita las amigdalitis por su acción bactericida local, quita la grasa cutánea, alivia las mordeduras de animales y las picaduras de insectos, así como tiene un fuerte poder desinfectante local para tratar heridas y conjuntivitis bacterianas.

Internamente y mezclado con aceite de oliva es un buen colagogo, elimina la acidez de estómago por su efecto generador de álcalis, mejora la absorción del hierro y calcio, refuerza los capilares, combate el envejecimiento prematuro y la astenia, previene la gripe y las enfermedades infecciosas invernales, combate la malaria y la hiperviscosidad sanguínea, así como las enfermedades pulmonares crónicas.

Mejores efectos:
Antidiarreico, amigdalitis, mejora la memoria, combate la obesidad, mejora la fragilidad capilar, es antiarrugas. En cosmética es muy utilizado para elaborar jabones, cremas y perfumes, teniendo propiedades para regular el sebo, aclara la piel y el cabello, corregir la caspa grasa, reforzar las uñas, deshacer callos y verrugas, y favorecer la eliminación de las células muertas de la piel.

MANZANILLA
Matricaria chamomilla

Botánica:
esta planta anual suele alcanzar el metro de altura y está ramificado hasta su extremidad. De pequeñas flores amarillas, suele crecer por los prados, las laderas de la montaña y a lo largo de los caminos.

Recolección:
Se realiza en verano y no se deben recoger las flores maduras, ya que la máxima cantidad de esencia se produce después de la floración. Se suele confundir con la vellorita, aunque esta tiene los pétalos violáceos. Se seca a la sombra sin pasar de los 35° C.

Composición:
Aceite de camazuleno, de bisabol, cumarina, glucósidos, flavónicos, mucinas, ácidos grasos, azúcar.

Acciones medicinales:
Utilizada antiguamente por los médicos árabes, se aplicaba para multitud de enfermedades, entre ellas las alergias, los dolores, la fiebre y como estimulante de la lactancia.

Aromaterapia:
En sus dos variedades, dulce y amarga, se deberían aplicar para usos diferentes, aunque la confusión es muy alta y abarca hasta a los médicos.
La dulce es adecuada para administrase externamente en: conjuntivitis, dermatitis, eczemas, herpes, inflamaciones de la boca, y heridas en general.
La amarga, es muy útil para ingerir y sus usos son amplios, entre ellos: los espasmos digestivos, la insuficiencia biliar, la digestión lenta, el insomnio, la migraña y el vértigo. También ayuda en la retención hídrica, la enteritis, la dismenorrea y la úlcera gástrica.

Mejores efectos:
Para pieles congestionadas y deshidratadas.

MEJORANA
Origanum majorana

Botánica:
Perteneciente a una familia de especies muy similares, es un subarbusto que alcanza los 60 cm de altura y

posee florecillas blancas. Las hojas tienen un gusto similar al tomillo y por eso se usa como condimento.

Recolección:
Se planta en primavera mediante esquejes, aunque las semillas se pueden mezclar en cualquier época, siendo muy lentas de germinar. Se ponen a pleno sol y aunque en invierno es mejor tenerla resguardada del frío es una planta perenne.
Los tallos se cortan en cuanto broten las flores y se secan rápidamente.

Composición:
Contiene alcanfor, borneol, terpenos y ácidos fenoles.

Acciones medicinales:
Se le reconocen efectos como antiespasmódico, carminativo, digestivo, expectorante e hipertensor.

Aromaterapia:
Una de sus mejores aplicaciones es para curar las jaquecas crónicas. También es útil en la aerofagia, la ansiedad, el insomnio y para subir la tensión arterial.
Externamente es útil para lavar heridas y como calmante nervioso añadiendo unas gotas en el baño caliente. También se puede utilizar para hacer gargarismos.

Mejores efectos:
Afrodisiaco, antifatiga, antiestrés.

MELISA
Melissa officinalis

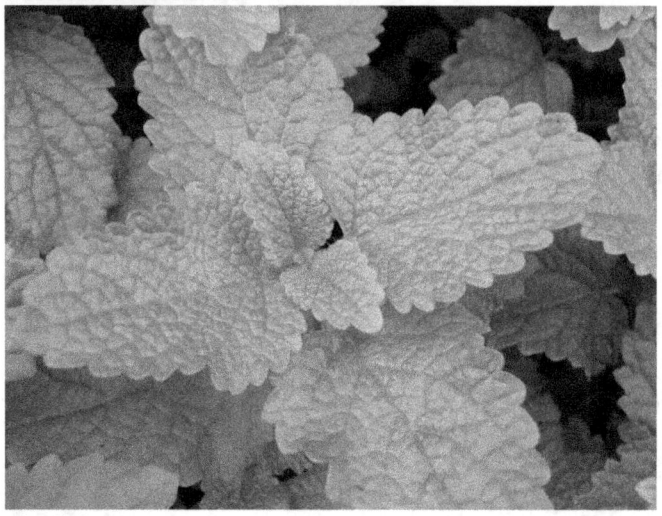

Botánica:
Planta perenne de 90 cm de altura, con hojas fuertemente perfumadas con olor a limón cuando se las frota, y que necesita un suelo fértil y que no esté encharcado. Enseguida le brotan las ramas que se extienden produciendo hijuelos, aunque en la mayoría de los casos se hace necesario limitar el crecimiento de las raíces poniendo tejas en el suelo.

Recolección:
Se multiplica en primavera por división de matas o semillas y aunque se desarrolla bien con sol en verano hay que protegerla. Hay que regarla solamente en tiempo seco y se recomienda replantar cada tres años.
Cuando comienza a florecer se cortan los tallos a pocos centímetros del suelo sin demorar esta operación ya que pronto puede coger un olor desagradable. El primer año se hace un sólo corte y después ya se puede hacer uno en primavera y otro a finales del verano.

Composición:
Contiene aldehidos, mucílagos, almidón, sustancia amarga, taino, saponina y un aceite esencial con citronelal, citral, linalol, geraniol.

Acciones medicinales:
Especie utilizada en la industria licorera y la perfumería, aunque ahora se la adultera muchas veces con hierba luisa. Durante años se elaboró con ella una bebida medicinal, elaborada por monjes, denominada agua del Carmen o de Melisa, la cual era consumida mayoritariamente por mujeres.
Se le reconocen buenos efectos como antiespasmódica, antihistérica, tónica y digestiva.

Aromaterapia:
Es eficaz en la mayoría de los problemas típicamente femeninos, como la histeria, desarreglos del período y distonías neurovegetativas. También mejora las jaquecas, los trastornos digestivos, los estados depresivos y de ansiedad, la neurastenia, el insomnio y las neuralgias.
Externamente y mezclado con el agua caliente del baño, es sumamente relajante. También sirve como antiséptico bucal.

MENTA
Mentha piperita

Botánica:
La más popular de las plantas aromáticas, y hay quien asocia esta hierba con el poder, la sexualidad y la divinidad, aunque su uso como digestiva es el que más arraigo ha tenido.

Resistente a las plagas, solamente necesita agua en abundancia y protegerla del sol fuerte. Si lo hacemos así crecerá rápida y abundante, pudiéndose podar repetidas veces durante el año.

Recolección:
Una vez pasado el verano deberemos cortar los tallos al ras y cubrir el lecho de tierra fértil. Como se reproduce todos los años, será necesario levantarla de vez en cuando y dividir las raíces, lo que mejora su posterior crecimiento.
Podemos cultivarla en cualquier recipiente y tendremos hojas en apenas cuatro semanas, aunque su floración se limitará al principio del verano, momento adecuado para cogerla.

Composición:
Su esencia es rica en mentol, mentono, limoneno, menteno, felandreno, carburos terpénicos y derivados flavónicos.

Acciones medicinales:
Una de las hierbas más usadas desde hace siglos, la cual es aplicada contra los trastornos gástricos, la frigidez y problemas bucales.

Aromaterapia:
Internamente sus aplicaciones son muy extensas y comprenden: los espasmos digestivos, la disminución del apetito sexual especialmente en mujeres, la falta de energía, los vértigos y el mareo en los viajes, las gastralgias, la insuficiencia hepático-biliar, los dolores de cabeza y la falta de leche materna. También tiene buenos efectos contra los alimentos en mal estado y el asma.

Externamente es muy utilizada como antiséptico bucal, refrescante de la piel, como ambientador y lubricante de las vías respiratorias, contra los parásitos genitales y para repeler mosquitos.

Mejores efectos:
Estimula la circulación linfática, es afrodisíaco, refrescante y da vitalidad.

NARANJO
Citrus vulgaris (ver Azahar)

NIAOULÍ (Gomenol)
Melaleuca viridiflora

Procedente de las hojas del árbol Melaleuca original de Madagascar, es una planta rescatada por la medicina natural, ya que aunque fue usada ampliamente por la medicina química como balsámico, cayó en desuso hace muchos años.

Composición:
Contiene eucaliptol, terpinol, citreno, limoneno, pineno, terebenteno, esteres butírico y valeriánico.

Acciones medicinales:
Posee efectos notables como balsámico, anticatarral y antirreumático.

Aromaterapia:
Externamente se puede utilizar dando fricciones en casos de migrañas, sinusitis y dolores reumáticos, así como para lavar heridas, úlceras y asepsia de la cavidad bucal. Resulta especialmente útil para prevenir epidemias de gripe y para ello basta con

poner unas gotas en la almohada, ya que sus vapores medicinales poseen un fuerte efecto bactericida.

En uso interno posee propiedades como fluidificante de las mucosidades bronquiales, contra la infección puerperal y contra las enteritis y las infecciones urinarias.

Mejores efectos:
Como ambientador, para lograr aire puro.

ORÉGANO
Origanum vulgare

Botánica:
Aunque existen diversas variedades y es normal confundirlo con la mejorana, a fin de cuentas es de la misma familia, recomendamos para plantar en macetas la variedad Origanum onites, la cual encontraremos fácilmente en las floristerías. Este Orégano necesita sol y un suelo suelto, nada apelmazado, crece casi 60 cm y es bastante productivo durante años, aunque muere todos los inviernos. Si tenemos la precaución de podarlo enérgicamente al final de la época cálida y trasladamos la maceta a un lugar cálido, quizá nos de hojas nuevas incluso en época fría.

Se puede sembrar en jardín aunque su crecimiento es muy lento y los retoños deben estar libre de maleza y exige regarlos con frecuencia, ya que tienen tendencia a secarse.

Recolección:
En tiempo de floración, entre julio y septiembre, recoger los tallos más gruesos. Para plantarlo se hace por división o por esquejes de brotes tiernos en

primavera. Si es por semillas hay que ponerlas en una cajonera a una temperatura media de 15ª C.

Composición:
Su esencia contiene timol, carvacrol, origaneno y taninos.

Acciones medicinales:
Ampliamente utilizada en repostería y comidas muy variadas, pizzas especialmente, tiene también acciones como antiespasmódico, antiflatulento, carminativo, expectorante y emenagogo.
Estimula las defensas orgánicas y es bactericida.

Aromaterapia:
Es muy eficaz por vía interna para provocar la menstruación, para las digestiones lentas, contra la aerofagia y la falta de apetito, así como para combatir la tos y eliminar las mucosidades.
Internamente se utiliza con éxito contra la celulitis mezclada con aceite de almendras dulces, contra los parásitos genitales unida al aceite de oliva y contra el reumatismo con alcohol y esencia de romero.

PINO
Pinus sylvestris

Botánica:
Árbol que mide hasta 40 m. de altura, de hojas perennes, tronco erguido y corteza abierta, posee hojas muy aromáticas, con flores muy abundante en polen. El fruto madura al segundo año y libera las semillas en la primavera siguiente. Abunda en las montañas.
De esta especie de obtiene la esencia de trementina utilizando su resina, con las hojas se fabrica la lana

del bosque, con la cual se hacen almohadas muy cotizadas y con la destilación de la madera se consigue un alquitrán que combate la calvicie.

Recolección:
Los brotes jóvenes se recogen en primavera, inmediatamente después de brotar y se secan a la sombra.
El bálsamo se puede extraer golpeando el árbol o cortando la corteza.

Composición:
Su aceite esencial contiene pineno, limoneno, pinicrina, vitamina C, tanino, resina y terpenos, además de un principio amargo.

Acciones medicinales:
Es diurético, balsámico, antipirético, expectorante y antiséptico.

Aromaterapia:
Externamente se utiliza para dar fricciones en el tórax en caso de afecciones pulmonares y en baños de pies para aliviar la gota, la artrosis y el sudor excesivo de los pies.
Internamente para todas las afecciones bronquiales, para el asma, la cistitis, la gripe, los cálculos y los cólicos nefríticos, la litiasis biliar, la prostatitis, el raquitismo y como estimulante de las suprarrenales.

Mejores efectos:
Reconstituyente y estimulante de la respiración.

POLEO
Mentha pulegium

Botánica:
Confundida habitualmente con la menta, el poleo es, sin embargo, una planta con identidad propia y con un olor y sabor muy agradables.
Es una planta cespitosa que llega a crecer hasta los 30 cm de altura y suele aparecer espontánea por linderos de caminos y cerca de plantaciones de gramíneas. El suelo debe ser algo húmedo, sin encharcar y aunque tolera bien el fuerte sol, es necesario protegerla de vez en cuando con algo de sombra.

Recolección:
Se recoge a finales del verano, cuando su floración es mayor y podemos aprovechar para sembrar sus semillas en macetas. De crecimiento fácil y rápido, solamente hay que protegerla del fuerte viento, regarla abundantemente y cortar solamente las ramas respetando el tallo. De hacerlo así, tendremos hojas para infusiones varias veces al mes.

Composición:
Contiene aceite esencial con mentona, pulegona, flavona, tanino e isomentona.

Acciones medicinales:
Además de ser un saborizante suave ampliamente utilizado en licorería, tiene propiedades antiespasmódicas y colagogas.

Aromaterapia:
En todas las disfunciones gástricas, vómitos, espasmos gastrointestinales y atonía gástrica. Se

emplea también para acelerar un parto que se retrasa y para estimular las funciones de la vesícula biliar.

ROMERO
Rosmarinus officinalis

Botánica:
Abundante en todas las zonas mediterráneas, es sin embargo una planta que crece con facilidad en cualquier lugar, incluso en climas muy secos. Solamente hay que tener cuidado de los fuertes vientos del norte, por lo que estará mejor al lado de algún muro protector.
Si dispone del espacio suficiente alcanzará una altura entre 60 y 120 cm y para ello solamente requiere sol y tierra bien drenada y rica en cal.
Sus flores son de tonalidad violácea y brotan en primavera, aunque no sobreviven a los inviernos rigurosos, salvo la variedad en macetas, mucho más pobre en esencias que la silvestre.

Recolección:
Aunque puede sembrarse a partir de semillas, lo mejor es coger un esqueje joven de una planta que tenga fuerte olor, teniendo la precaución de no exponerlos a los fríos hasta que haya echado raíces.
Los romeros que se venden en macetas suelen ser cultivados y no tienen la riqueza en aceites esenciales que los silvestres. Hay que situarlas cerca de un muro protector y se recolecta en primavera y verano.

Composición:
Contiene borneoles, canfeno, alcanfores, cineol, lineol, pineno, resinas, saponina, derivados flavónicos, acido rosmarínico.

Acciones medicinales:
Llamado también Ginseng español, es una de las mejores plantas aromáticas disponibles, tanto por su eficacia medicinal como por la facilidad de su cultivo. Se le reconocen, entre otros, los siguientes efectos: es antirreumático, cardiotónico, colagogo, hipertensor y tónico.

Aromaterapia:
Su esencia es tan poderosa que obliga a tomarla con moderación, especialmente en niños.
Internamente es muy adecuada para curar la hipotensión arterial, las hepatopatías, la debilidad general, la impotencia, el envejecimiento prematuro, la dismenorrea, los vértigos, la migraña, la insuficiencia cardiaca y el reumatismo. Es un estimulante del sistema nervioso, mejora los síndromes gripales y las bronquitis, la gota y ayuda a restablecer las funciones biliares.
Externamente lo podemos aplicar como antirreumático local en forma de cataplasma caliente o mezclado con alcohol, como aromatizante para el baño, para aliviar las quemaduras mezclado con aceite de oliva y para eliminar los parásitos de la piel y genitales.
Las lociones de romero tienen una merecida fama como estimulantes del crecimiento del cabello y para limpiar la piel grasa y eliminar puntos negros.

Mejores efectos:
Longevidad, rejuvenecedor, memoria, cansancio.

SALVIA
Salvia officinalis

Botánica:

Es una planta que goza de gran popularidad desde hace cientos de años y se decía de ella que donde crece no hay enfermedades y quienes la utilizan tienen larga vida.

Planta perenne y muy resistente, especialmente la variedad de hojas estrechas, necesita un terreno fértil, soleado y bien drenado, especialmente rico en sílice o cal.

Hay que sembrarla en la estación templada y suele dar los primeros brotes en un mes. Por desgracia es una planta que se agota en pocos años, algunas apenas llegan al segundo, por lo que se hace necesario guardar las semillas o los esquejes.

Si se la cuida puede dar flores todo el año.

Recolección:

El corte de la planta se hará antes de la floración y preferentemente lejos de las heladas.

Para secarlas hay que procurar estirar las hojas, ya que si se enrollan se vuelven grises y se estropean. Por tanto, el secado debe ser rápido, quizá en radiador, moviéndolas de vez en cuando y deshojando las ramas después.

Los esquejes se toman en primavera y así arraigan fácilmente y se pueden plantar directamente en un terreno permeable, ligeramente fértil y algo calcáreo y arenoso.

Composición:

Contiene aceite rico en tuyona, linalol, alcanfor, borneol, ácidos triterpénicos, flavonoides, estrógenos, mucílagos, sales, vitaminas, ácido rosmarínico y cineol.

Acciones medicinales:

Junto con la Melisa y el Lúpulo, es otra de las plantas adecuadas especialmente para la mujer ya que al actuar de manera decisiva sobre los ovarios y el aparato genital, mejoran su salud en general. Una mezcla diaria de las tres es una buena y saludable costumbre para conservar larga y sana vida.

Tiene buenos efectos como antisudorífica, depurativa, emenagoga, tónica e hipertensora suave.

Aromaterapia:

Externamente se utiliza ampliamente para elaborar dentífricos, cremas de belleza, sales de baño, licores y aromatizar comidas. También es buena para curar aftas de la boca, fortalecer las encías y prevenir las caries. Mezclada con alcohol fortalece el cabello, mejora los eczemas, cura y desinfecta heridas favoreciendo su cicatrización, cura las úlceras por decúbito si al mezclamos con cera y aceite de oliva, y aplaca el picor en las picaduras de insectos.

Internamente es un buen antisudorífico general, mejora los desequilibrios del sistema nervioso en la menopausia, ayuda a curar las enfermedades bronquiales y el asma, es tónico general, favorece los procesos digestivos en especial las dispepsias, corta las diarreas y las diuresis espontáneas, mejora las fiebres intermitentes y el vértigo y alivia especialmente los problemas de la pre y la menopausia.

Mejores efectos:

Cansancio mental, antidepresivo, obesidad y retención de líquidos.

SÁNDALO
Santalum album

Composición:
Su aceite extraído de la madera contiene alcoholes terpénicos, santálicos, teresantálicos e hidrocarbonos.

Acciones medicinales y aromaterapia:
Aunque se utiliza preferentemente como ambientador y por ello para lograr estados emocionales especiales, ingerido internamente puede ser útil también para combatir las fuertes cistitis y las infecciones intestinales y urinarias.
Externamente desprende un olor muy característico que ayuda a alcanzar estados místicos y relajantes muy interesantes, por lo que resulta adecuado para ambientar las habitaciones de los enfermos depresivos.

Mejores efectos: Paz mental, afrodisíaco masculino, antienvejecimiento cutáneo, meditación.

SERPOL
Thymus sepyllum

Ver Tomillo, ya que aunque sus efectos son menores se utiliza de igual manera.

TILA
Tilia cordata

Árbol grande que puede alcanzar hasta 30 m. de altura, muy longevo y de grandes hojas, tiene tronco y ramas lisas y hojas ligeramente dentadas. Las flores se juntan en haces colgantes y su corola es amarilla. El fruto es semiesférico y coriáceo.

Recolección:
Crece espontáneo en cualquier parte, aunque ahora es más común su variedad cultivada.
Las flores se recogen a mediados de verano, inmediatamente después de florecer y se secan a la sombra sin pasar de 35° C.
Con la madera del árbol se prepara un buen carbón vegetal de propiedades anibacterianas y antipútridas, sirviendo para cortar las diarreas.

Composición:
La esencia tiene farnesol, carotenos, vitamina C quercitrósidos, mucílagos, hesperidina, cumarina, vanilina y tanino.

Acciones medicinales:
De amplia y solvente reputación como sedante nervioso, sus efectos no son seguros ya que en algunas personas puede dar lugar a cierto grado de ansiedad. También se le reconocen efectos diuréticos y diaforéticos.

Aromaterapia:
En uso interno la utilizaremos para los estados de hiperexcitabilidad nerviosa, el insomnio ligero y circunstancial, en el tratamiento complementario de la hipertensión, en las fermentaciones intestinales, en las infecciones en general por su efecto de las defensas orgánicas y, muy especialmente, en las del aparato respiratorio, intestinal y urinario.
Externamente ayuda a neutralizar el crecimiento de parásitos y hongos, mejora los eczemas, los

forúnculos y el acné, y un baño caliente rico en esencia alivia la fatiga y los dolores reumáticos.

También se usa contra las dolencias hepáticas y para estimular el sudor en las fiebres.

TOMILLO
Thymus vulgaris

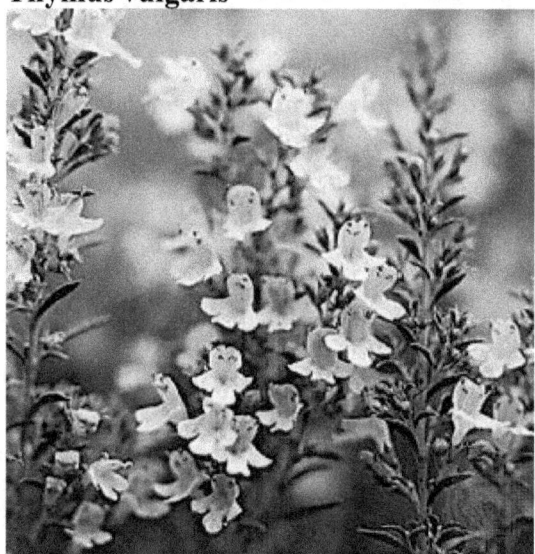

Botánica:

Arbusto pequeño de estatura no superior a los 25 cm y el doble de anchura, crece espontáneamente por laderas y terrenos aparentemente áridos y pedregosos, aunque debe estar bien drenado y rico en cal.

Las hojas son grisáceas y cobijan flores rosadas o violáceas que brotan en verano.

Recolección:

Para plantarlo deberemos buscar un terreno arenoso, cubrirlo y trasplantarlo posteriormente al lugar definitivo en la época de calor. Si dividimos las raíces o utilizamos esquejes, estos deberán tener unos 5 cm y contener alguna yema del tallo original.

Crece bastante bien en maceta y si lo recolectamos en plena floración se conservará con facilidad.

Es una planta que requiere muchas e intensas horas de sol y por eso es mejor su cultivo en macetas para resguardarlo de los fríos del invierno. Las flores se recogen en Junio-Agosto y en tiempo soleado y seco.

Composición:
Contiene timol, carvacrol, cimeno, pineno, borneol, linalol, flavonoides y ácidos triterpénicos.

Acciones medicinales:
Es uno de los mejores antibacterianos de que disponemos y por ello es ampliamente utilizado tanto en homeopatía como en naturopatía. Su campo de acción abarca no solamente a las bacterias, sino a los hongos y los parásitos, teniendo, además, unos buenos efectos para estimular el sistema defensivo.

Aromaterapia:
Internamente es el tratamiento de elección para cualquier proceso infeccioso, en especial del aparato digestivo y el sistema respiratorio. Es un poderoso estimulante de las defensas y el sistema nervioso, ayudando a restablecerse rápidamente de las enfermedades por su acción tónica.

Combate las astenias, la ansiedad, la depresión y la fatiga mental.

Igualmente es útil en la anemia, las digestiones lentas, la tos, los procesos febriles, la hipotensión, la hipomenorrea y la leucorrea.

Externamente se aplica como sal de baño muy efectiva, la cual aliviará la fatiga, para el tratamiento de los eczemas, furúnculos y acné mezclado con aceite de aguacate, para el reumatismo y para lavados vaginales.

Su único efecto secundario es debido precisamente a su acción energizante, por lo que puede excitar a niños y personas predispuestas.

Mejores efectos:
Energético, vitalizante, estimulante mental, rejuvenecedor.

TUYA
Thuja accidentalis

Botánica:
Árbol perenne de tallo recto cuyos pelíolos cubren totalmente las ramas. Las hojas son escamosas, grasas y de color amarillo verdoso y la corteza marrón.
El fruto es una pequeña piña formada por escamas alargadas que recubren las semillas.
Procedente de Virginia se cultiva en cementerios y jardines, creciendo espontáneo junto a caminos y carreteras.

Recolección:
En junio y se utilizan las hojas.

Composición:
Esencia con cetonas terpénicas, taninos, ceras, azúcares, ácido tújico y tujina.

Aromaterapia:
La tradición la nombra como un excelente remedio contra las verrugas, tanto si se utiliza internamente en preparados homeopáticos, como localmente. Si empleamos la esencia hay que tener cuidado en no

ingerirla y utilizarla solamente tópicamente. Para ello pondremos una pequeña gota en la verruga, papilomas o condilomas, evitando que toque repetidamente la piel sana. No obstante, es menos cáustica que los preparados farmacéuticos utilizados para el mismo fin y su margen de seguridad es mucho más alto.

Se puede utilizar externamente también contra parásitos e insecticida.

VALERIANA
Valeriana officinalis

Botánica:
Conocida como "hierba de los gatos", esta planta herbácea de numerosas raíces con el interior hueco, llega a alcanzar los 1,5 m. de largo y sus bellas flores de color rosa atraen fuertemente a los insectos.

Se encuentra preferentemente en zonas húmedas, tanto silvestre como cultivada, y suele extenderse por muros y rocas si el lugar es lo suficientemente húmedo.

Recolección:
Se desentierra al final de la primavera o en otoño y se limpian las raíces utilizando un fuerte cepillo.

Composición:
Contiene alcaloides (actinidina y valerina), aceite esencial, valepotriatos y butirato.

Acciones medicinales:
Posee interesantes efectos como antiespasmódica y sedante.

Aromaterapia:
Internamente se utilizará para combatir el estrés, la histeria, la neurastenia, el insomnio y cualquier otro trastorno emocional. También se conocen efectos favorables en la migraña, los espasmos digestivos y las dispepsias de origen nervioso.

VERBENA
Andropogon citratus

Botánica:
Hierba de 60 m. de altura, recta y con raíz fusiforme. El tallo es cuadrangular, las hojas opuestas, y las flores de color rosa que forman una mazorca terminal. Se encuentra al borde de los caminos y en lugares con escombros y baldíos.
Utilizada y sumamente apreciada en la antigüedad, (se la conocía como "hierba de la paz", es hoy considerada una planta menor. Los modernos estudios sobre ella la están dando nuevo interés, empleándose también para elaborar un sabroso té.

Recolección:
Se recolecta en verano.

Composición:
Contiene verbenalina, mucílagos, taninos, glucósidos como el verbenalósido y citrol.

Acciones medicinales:
Posee efectos como galactogoga, antiespasmódica, emenagoga y estomacal.

Aromaterapia:

Es interesante su ya probado efecto antitumoral, lo mismo que su acción como afrodisíaco.

Tiene por vía interna buenas acciones en la mujer, especialmente a nivel mamario, así como es una planta cordial que favorece la digestión. Es también antitérmica, estimula el Timo, es antineurálgica, combate la debilidad general del organismo y mejora las depresiones nerviosas.

Externamente solamente se conocen sus acciones contra los parásitos genitales.

YLANG-YLANG
Anona odorantissima, Cananga odorata

Botánica:
Procedente de Filipinas, es una más de esas plantas exóticas con interesantes propiedades medicinales pero que pueden ser sustituidas por varias plantas europeas. Es un árbol de pequeño tamaño, perenne, hojas brillantes y madera quebradiza.

Composición:
Sus flores amarillas contienen un aceite esencial con eugenol, geraniol, linalol, safrol, terpeno y ácidos benzoico, fórmico, salicílico, valeriánico y ylangol.

Aromaterapia:
Internamente se puede aplicar para combatir la frigidez femenina, la hipertensión, las infecciones intestinales, las taquicardias y los procesos febriles.

Tiene poder para provocar la sudoración y actúa como un estimulante nervioso. Alivia la sensación de pánico, temor e irritación, calmando la ira, la ansiedad y la frustración.

En aplicación externa se usa como antiséptico para la piel.

Mejores efectos:
Afrodisiaco femenino, suavizante de la piel.

Otros efectos:
Antiséptico intestinal, regula las taquicardias, baja la tensión sanguínea, es tónico uterino mejora el sistema reproductor y mediante masajes alivia las indigestiones.

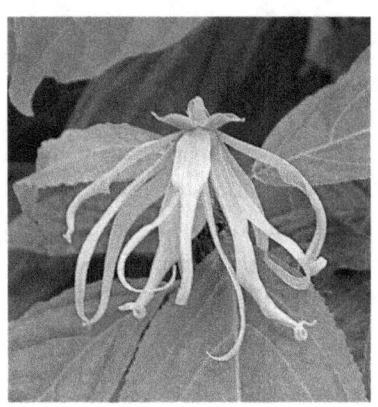

OTRAS FORMAS DE UTILIZAR LAS ESENCIAS

La ingestión por boca es la forma más eficaz de todas pero también la que más prudencia exige, ya que no está exenta de peligro (los niños pequeños y las embarazadas no deberían utilizarlas.) Estas son otras formas igualmente válidas para aprovechar toda la fuerza concentrada que poseen las esencias, pero hay que recordar, tanto como advertencia como para saber dosificarlas bien, que las esencias se pueden absorber igualmente a través de la piel y pasar inmediatamente al torrente sanguíneo. Su potencial curativo es muy alto, precisamente por su gran capacidad de pasar a sangre en pocos segundos.

Difusor de esencias:
Son pequeños aparatos ya comercializados que tienen la propiedad de no aplicar calor a la esencia y en su lugar utiliza burbujas de aire frío como medio para expelerlas al ambiente. No hay que confundirlos con los vaporizadores.
Se emplean de 10 a 50 gotas en cada sesión.

Humidificadores:
Invento médico para, pretendidamente, suavizar las mucosidades bronquiales. Tanto el calor generado para evaporar el agua, como la alta humedad que se produce, hacen de estos aparatos algo muy peligroso para la salud. Una habitación poco ventilada y un humidificador conectado mientras el enfermo duerme, es la mejor manera de provocar una afección bronquial seria. En caso de querer usarlo, solamente en ambientes muy secos, deberá ponerse una hora

antes de que llegue el enfermo y media hora después desconectarlo hasta el día siguiente.
Bastan diez gotas de esencia en el pequeño recipiente que incorporan.

Masaje:
Se mezclan 5 gotas de la esencia con un aceite o crema. No aplicar cerca de los ojos, ni en mucosas.

Sauna:
Ni tan inofensiva como nos quieren hacer ver, ni tan beneficiosa. Como medio para obligar a depurar la piel grasa mediante la sudoración es muy bueno. Contraindicada en afecciones hepáticas, hipotensión, infecciones y antes o después de hacer deporte.

Baño caliente:
A la temperatura del cuerpo humano, 36-37° C, es un buen sistema para relajarse, depurarse e introducir de forma suave esencias en el cuerpo a través de los poros dilatados. Añadir 10 gotas al agua y remover.

Mascarillas:
Otra manera enérgica de absorber las esencias a través de la piel, sin pasar por el estómago. Si se trata de una mascarilla facial bastarán con tres gotas y si es corporal siete.

Ambientadores:
Hay que ponerlos antes de que nos instalemos en la habitación, para dar tiempo a que se disperse la esencia. Son una buena manera para lograr efectos psíquicos adecuados y purificar el ambiente. Se pueden utilizar 25 gotas mezcladas con alcohol.

Recipiente hirviendo:
Una buena alternativa a los humidificadores, ya que el vapor de agua que expulsan es mínimo y, sin embargo, la esencia se difunde bien por el ambiente.

Pañuelos de papel:
Suavemente impregnados con la esencia, los podemos aspirar durante períodos cortos y así lograremos unos efectos suaves aunque eficaces. Bastan 2 gotas en el pañuelo.

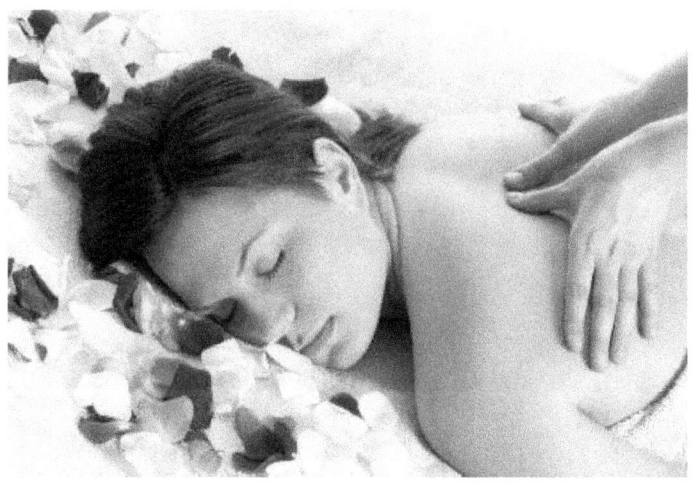

COMPENDIO PRÁCTICO DE AROMATERAPIA

Para mejorar el cuerpo y la mente:

Depresión y tristeza:
Naranja, geranio y lavanda.

Soledad:
Naranja, mejorana, geranio, lavanda, cedro.

Stress:
Mejorana, limón, naranja.

Relajante:
Lavanda, valeriana,

Energético:
Romero, hisopo, clavo.

Afrodisíaco:
Ajedrea, sándalo, jengibre, ylang-ylang

Respiración:
Eucalipto, romero, menta

Salud y longevidad:
Salvia, Naranja, geranio, canela, lavanda

En el hogar y el trabajo:

Bolsas perfumadas para la ropa: Espliego

Limpieza del cobre: Limón

Conservación de limones: Limón

Limpieza de cubiertos: Limón

Desinfectante: Eucalipto.

Detergente: Limón.

Perfume: Enebro.

Manchas: Limón

Antipolillas: Laurel

Antitabaco: Lavanda, geranio, pino

Insectos: Lavanda, albahaca, geranio

Aire puro: Tomillo, pino, lavanda, eucalipto.

Como cosmético:

Agua tónica:
Hisopo

Agua perfumada:
Lavanda.

Pasta de dientes:
Salvia, limón

Baño perfumado:
Lavanda, Melisa

Champú:
Manzanilla, Limón

Anticelulítico:
Limón, ciprés, enebro y romero.

Antiarrugas:
Naranja, Rosa, Incienso y Salvia

Pieles grasas:
Limón, geranio y Lavanda.

Pieles secas o deshidratadas:
Manzanilla, Hisopo, Incienso.

Reafirmante de piel:
Geranio, Limón, Ciprés

LAS ENFERMEDADES Y SU TRATAMIENTO MEDIANTE AROMATERAPIA

ABORTO
Amenaza de aborto: Bolsa de pastor, hidrastis.
Parto prolongado: Poleo.
Abortivas, precaución: Ruda, artemisa, perejil, celidonia.

ACNÉ
Bardana, malva, salvia.

AEROFAGIA
Melisa, menta, azahar, angélica

AFTAS
Salvia, tomillo, manzanilla, romero.

AGUJETAS
Apio, puerros

ALBUMINURIA
Abedul, cola de caballo

ALCOHOLISMO
Ginseng, hipericón

ALERGIA
Hisopo, espliego, helicrisio, tomillo

ALOPECIA
Romero, bardana, espliego, salvia, tomillo, enebro, árnica.

AMENORREA
Ruda, artemisa, orégano, salvia, romero, melisa.

AMIGDALITIS
Limón, tomillo, equinácea, própolis

ANEMIA
Angélica, verbena, genciana

ANGINA DE PECHO
Romero, espino blanco, germanio, ajo

ANOREXIA
Genciana, ajedrea, estragón, enebro, hisopo, salvia

APENDICITIS
Manzanilla, boldo, equinácea

ARRITMIAS
Espino blanco

ARTERIOSCLEROSIS
Espino blanco, ajo

ARTRITIS
Enebro, romero, lavanda, ajo

ASMA
Hisopo, tila, laurel, valeriana, espino blanco, ajedrea, menta

ASTENIA
Romero, espino blanco, ajedrea, artemisa

BOCIO
Ajo, enebro, salvia

BRONQUITIS
Malva, ajos, angélica, tomillo, eucaliptos.

CALAMBRES
Laurel, valeriana

CÁLCULOS BILIARES
Romero

CALLOS
Ajo

CÁNCER
Muérdago, ciprés, clavo

CARIES
Salvia, menta

CASPA
Romero, tomillo

CIÁTICA
Tomillo, albahaca

CISTITIS
Espliego, enebro, manzanilla

COLESTEROL
Espino blanco, alcachofera

CONJUNTIVITIS
Hinojo, manzanilla, saúco, eufrasia.

CRECIMIENTO (retraso)
Genciana, alholva

DERMATITIS
Salvia, enebro, melisa, espliego, tomillo

DIABETES
Eucaliptos, bardana, copalchi, travalera, alcachofa

DIARREA
Tomillo, limón, salvia, manzanilla, orégano.

EDEMA
Salvia, melisa, anís

EPILEPSIA
Artemisa, tila

EPISTAXIS
Limón, bolsa de pastor

ESCARLATINA
Bardana, hisopo, menta

ESTREÑIMIENTO
Albahaca, tomillo, menta, salvia.

FARINGITIS
Salvia, llantén, tomillo, menta.

FIEBRE
Angélica, eucaliptos, sauce.

FORÚNCULO
Tomillo

FRIGIDEZ
Ajedrea, salvia, lúpulo, menta, apio, canela

GASTROENTERITIS
Tomillo, limón.

GINGIVITIS
Salvia, menta, hisopo

HEPATITIS
Cardo mariano, boldo, romero.

HIPERTENSIÓN
Ajo, olivo, espino blanco

HIPOTENSIÓN
Romero, ajedrea, árnica

INFARTO
Espino blanco, romero

JAQUECA
Melisa, romero, tila, mejorana, espliego.

LOMBRICES
Tomillo, ajo, estragón, eucaliptos

MENOPAUSIA
Salvia, melisa, valeriana, mejorana azahar.

MUELAS (Dolor)
Clavo, ajedrea, ajo,

NEURALGIA
Tomillo, albahaca, espliego, romero

OTITIS
Manzanilla, melisa, tomillo, salvia, ajo.

PIOJOS
Canela, orégano, tomillo.

PICADURAS
espliego, canela, ajedrea, albahaca, menta

PROSTATITIS
Ciprés, polen, pipas de calabaza.

PRURITO (picores)
Menta, lavanda, hisopo.

PSORIASIS
Azahar, melisa, anís, manzanilla, calahuala.

RESFRIADO
Tomillo, eucaliptos.

RINITIS
Espliego, salvia, hisopo, albahaca.

SABAÑONES
Albahaca, ciprés, limón, romero, espliego

ESTRÉS
Espliego, romero, melisa, valeriana.

SUDOR

Salvia, laurel

TAQUICARDIA
Espino blanco, ajo, laurel.

TROMBOSIS
Espino blanco, melisa, lavanda.

ULCERA GÁSTRICA
Manzanilla, orégano, patatas.

VARICES
Salvia, romero, pino, ciprés, ajo.

VÉRTIGO
Artemisa, melisa, espino blanco

GLOSARIO DE NOMBRES TÉCNICOS

Aerofagia:
Gases formados en el estómago

Afrodisíaco:
Que estimula el deseo sexual.

Alucinógeno:
Que modifica las percepciones reales.

Amenorrea:
Ausencia de la menstruación

Analgésico:
Que calma o quita el dolor.

Anestésico:
Que elimina la sensación de dolor.

Anorexia:
Falta de apetito.

Antianoréxico:
Que favorece el apetito.

Antibiótico:
Sustancia que impide el crecimiento bacteriano.

Anticoagulante:
Que impide la coagulación de la sangre

Anticonceptivo:
Que impide la fecundación

Antídoto:
Que neutraliza un veneno.

Antiemético:
Que impide el vómito.

Antiespasmódico:
Que elimina los espasmos y dolores gástricos.

Antihelmíntico:
Que destruye los parásitos.

Antiinflamatorio:
Que combate la inflamación de los tejidos

Antipirético:
Que hace descender la temperatura

Antiséptico:
Que destruye los gérmenes

Antitérmico:
Elimina la fiebre.

Aperitivo:
Que estimula el apetito.

Arteriosclerosis:
Endurecimiento y rigidez de las arterias

Aséptico:
Que no contiene bacterias o gérmenes.

Astringente:
Que disminuye las secreciones y corrige las diarreas.

Balsámico:
Que suaviza

Cálculos:
Piedras en las vías urinarias o en la vesícula biliar.

Cardiotónico:
Que aumenta el tono cardiaco.

Carminativo:
Que provoca la expulsión de los gases intestinales.

Cáustico:
Algo que corroe o quema.

Cefalea:
Dolor de cabeza.

Colagogo:
Que favorece la expulsión de la bilis.

Colapso:
Abandono súbito de las fuerzas.

Colerético:
Que estimula la formación de bilis.

Depresión:
Tristeza, abatimiento.

Depurativo:
Que elimina las impurezas de la sangre.

Diaforético:

Que provoca sudor.

Dismenorrea:
Dolor en la menstruación.

Disnea:
Dificultad en la respiración.

Dispepsia:
Digestión dolorosa

Diuresis:
Eliminación de orina.

Diurético:
Que favorece la eliminación de la orina.

Eczema:
Enfermedad de la piel con picores y enrojecimiento.

Edema:
Hinchazón de los tejidos por infiltraciones serosas.

Emético:
Que favorece el vómito.

Emenagogo:
Que favorece la menstruación.

Emoliente:
Que refresca y suaviza.

Energético:
Que produce energía.

Enteritis:
Inflamación del intestino.

Enterocolitis:
Inflamación del intestino con infección.

Epistaxis:
Hemorragia nasal.

Estimulante:
Que excita la función de los órganos.

Estomáquico:
Que ayuda al estómago.

Estrógeno:
Hormona sexual femenina

Eupéptico:
Que favorece las secreciones gástricas.

Expectorante:
Que facilita la expulsión de las mucosidades bronquiales.

Flatulencia:
Acumulación de gases en el aparato digestivo.

Galactógeno:
Que favorece la formación de leche materna.

Galactófugo:
Que detiene la expulsión de leche.

Hemicránea:

Dolor de cabeza localizado.

Hipertensor:
Que aumenta la tensión arterial

Hipotensor:
Que disminuye la tensión arterial

Hipnótico:
Que favorece el sueño.

Impétigo:
Enfermedad de la piel.

Laxante:
Que ayuda a la expulsión de la heces.

Leucorrea:
Secreción anómala vaginal.

Meteorismo:
Hinchazón estomacal.

Metrorragia:
Hemorragia por el útero.

Migraña:
Jaqueca de origen vascular

Mucolítico:
Que destruye las mucosidades

Pectoral:
Referente a las enfermedades pulmonares.

Profiláctico:
Que previene de algo.

Rubefaciente:
Que provoca calor.
Taquicardia:
Aceleración del ritmo cardiaco.

Tónico:
Que da energía a un órgano.

Vasoconstrictor:
Que estrecha los vasos sanguíneos.

Vasodilatador:
Que dilata los vasos sanguíneos.

Vulnerario:
Que favorece la curación de las heridas.

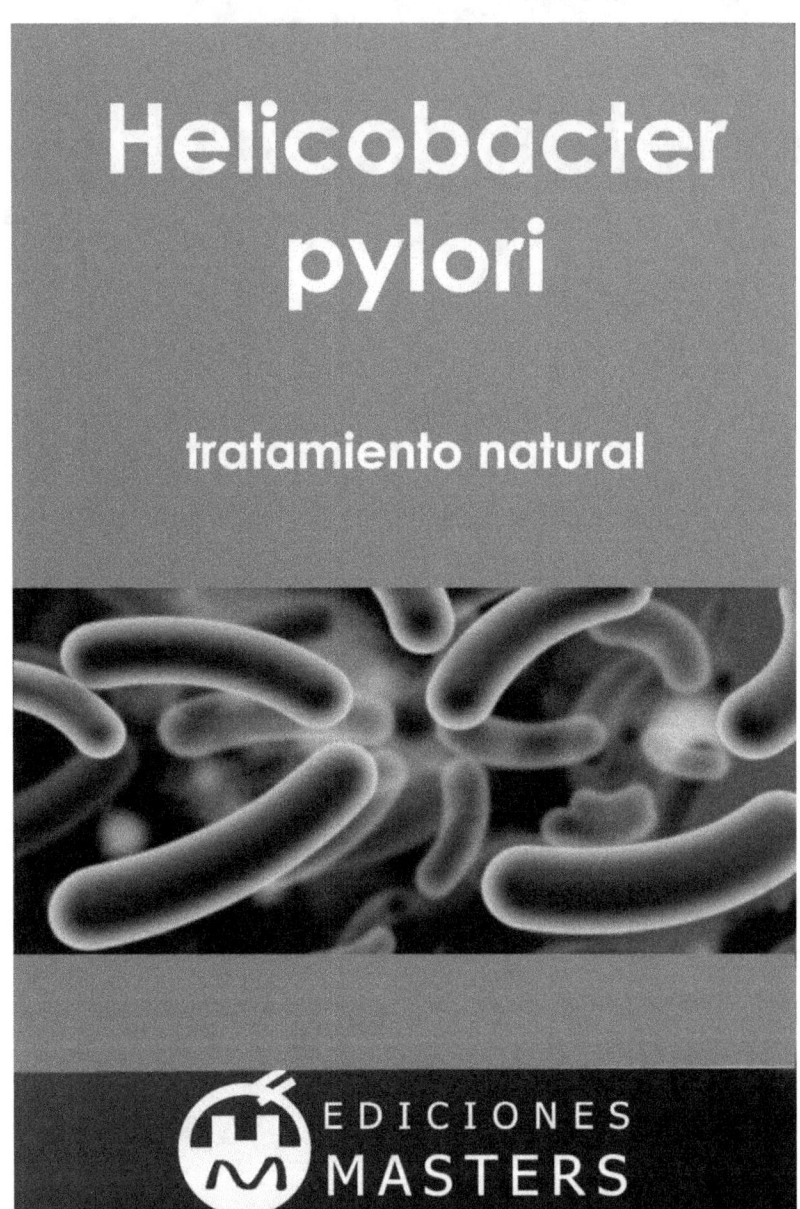

Jengibre

y Cúrcuma

especias de longevidad

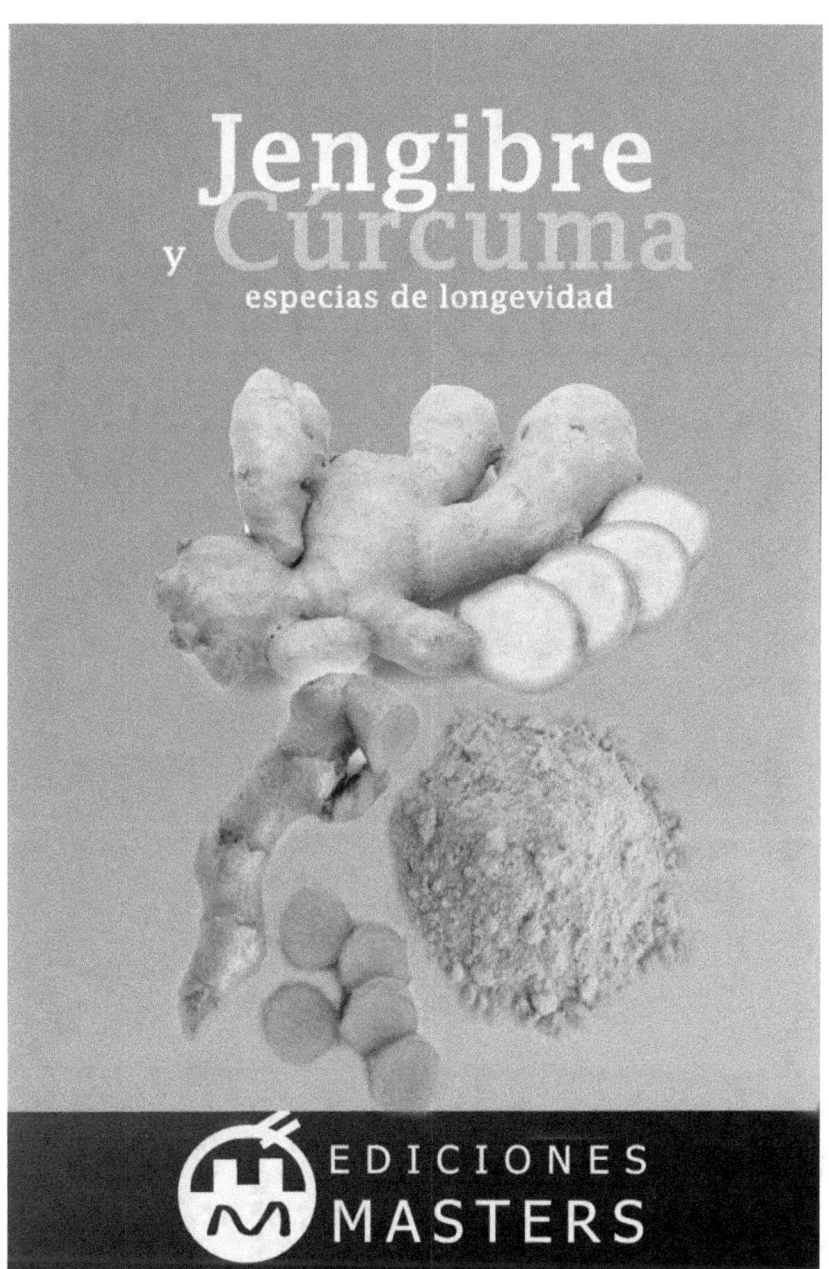

EDICIONES MASTERS

MASAJES
parte teórica

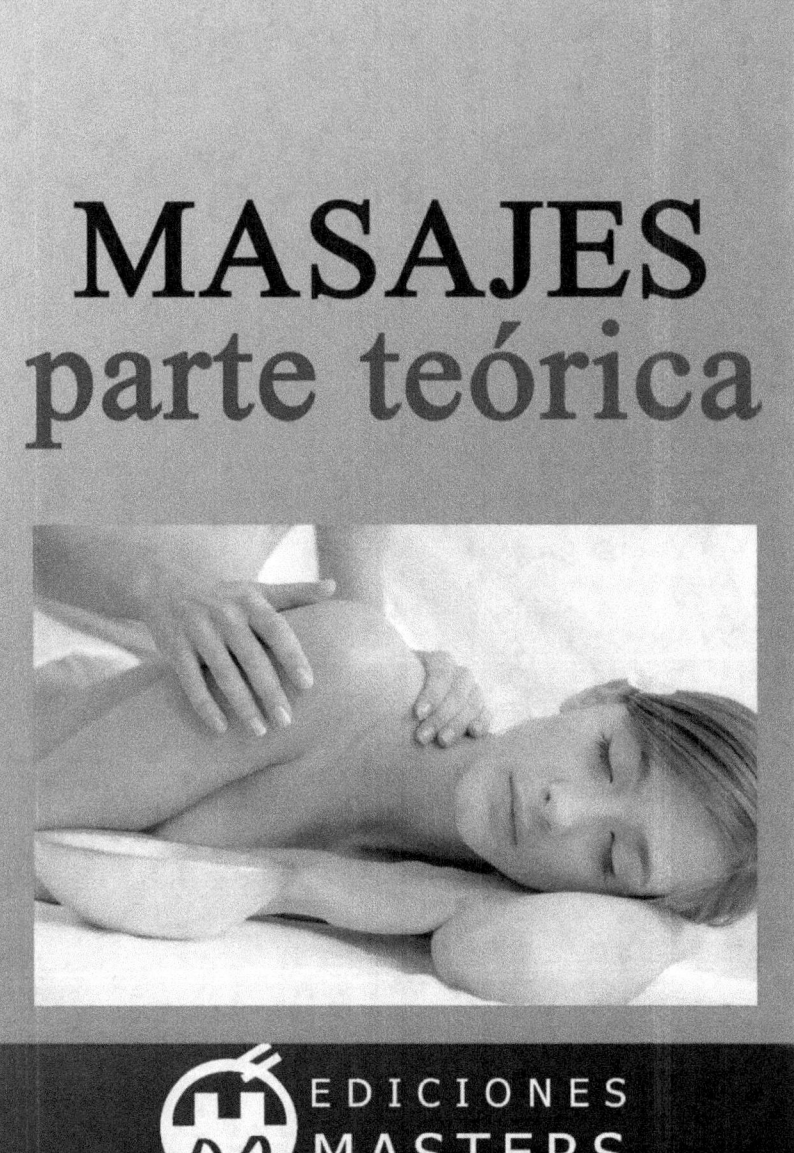

EDICIONES MASTERS

Iridiología científica

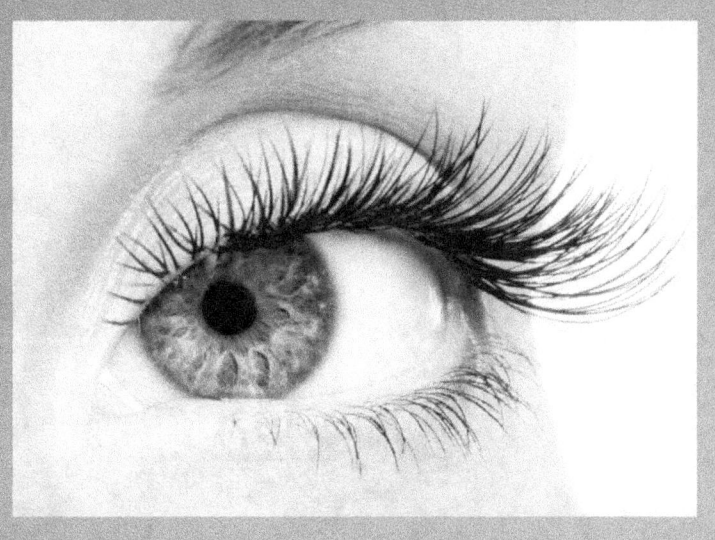

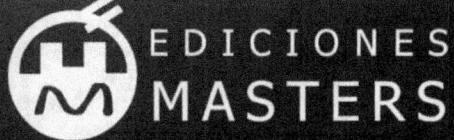
EDICIONES
MASTERS

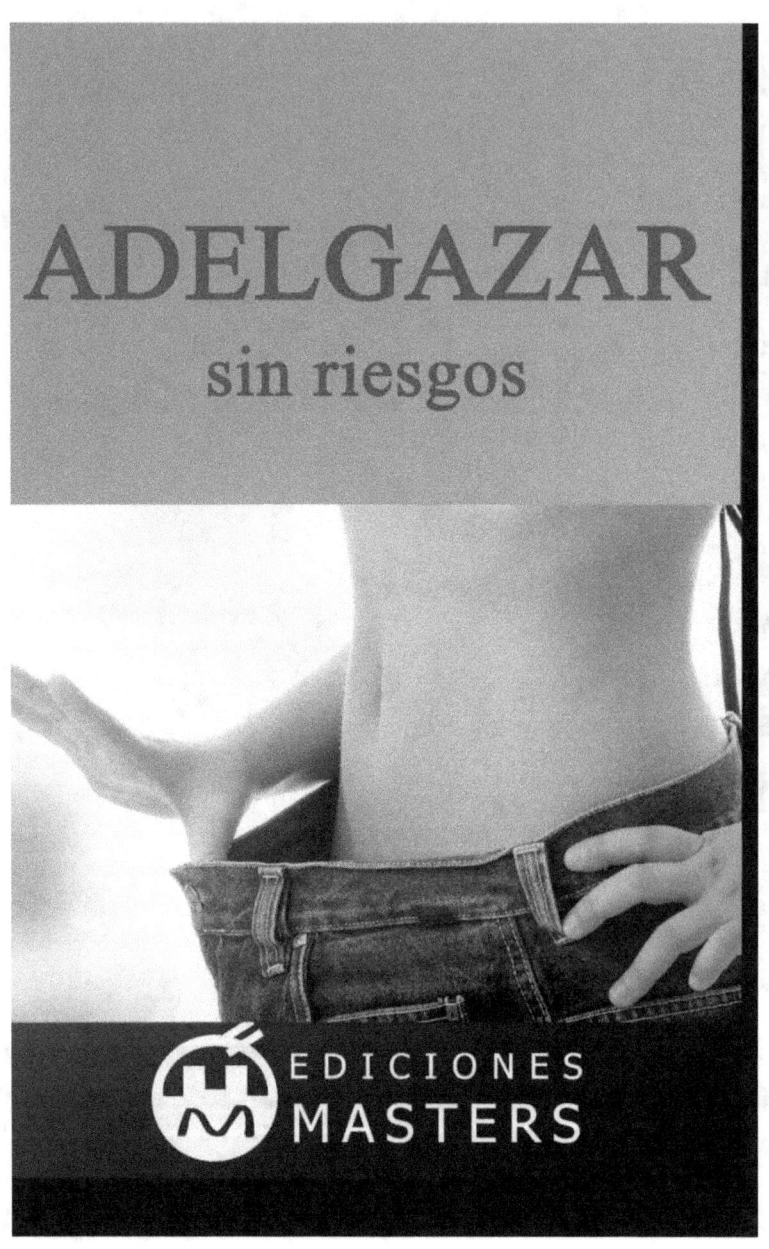

ADELGAZAR
sin riesgos

EDICIONES
MASTERS

www.ingramcontent.com/pod-product-compliance
Lightning Source LLC
Chambersburg PA
CBHW070923290526
45795CB00001B/402